# 抗疫·安心

## 大疫心理自助救援全民读本

赵旭东　刘中民　主编

上海科学技术出版社

**图书在版编目（CIP）数据**

抗疫·安心：大疫心理自助救援全民读本 / 赵旭东，刘中民主编 . —上海：上海科学技术出版社，2020.2
ISBN 978-7-5478-4787-9

Ⅰ.①抗⋯　Ⅱ.①赵⋯ ②刘⋯　Ⅲ.①日冕形病毒—病毒病—肺炎—心理疏导　Ⅳ.① R395.6

中国版本图书馆 CIP 数据核字（2020）第 020530 号

**抗疫·安心——大疫心理自助救援全民读本**

赵旭东　　刘中民　　主编

上海世纪出版（集团）有限公司
上 海 科 学 技 术 出 版 社　出版、发行
（上海钦州南路 71 号　邮政编码 200235　www.sstp.cn）
上海中华印刷有限公司印刷
开本 889×1194　1/32　印张 4
字数 60 千字
2020 年 2 月第 1 版　2020 年 2 月第 1 次印刷
ISBN 978-7-5478-4787-9/R·2021
定价：20.00 元

# 内容提要

新型冠状病毒肺炎疫情肆虐，使民众产生恐慌、焦虑、质疑等一系列问题。依照《中华人民共和国精神卫生法》第十四条规定，"各级人民政府和县级以上人民政府制定的突发事件应急预案，应该包括心理援助的内容"。我们紧急编制本书，为疫情中的大众提供心理援助。

全书5章47条分别以医务人员、疫区群众、病人及家属、普通大众等为对象，阐述特殊情况下的心理防护原则及措施。书中的插图选自全国各地350余位画家参与的"2020众志成城抗疫情"专题漫画展，体现了全民动员、各界同心抗击大疫的精神风貌。

这本书针对目前恐慌，但又不仅仅针对恐慌，而是解决各种大疫中的心理问题；本书写于新型冠状病毒肺炎疫情时期，但又涵盖其他重大疫情，适用于广泛的疫情防控和灾难救助，将为各个特殊时期的心理救援和自助提供理论指导和行动指南。

# 编　委　会

# 序

　　读者朋友们好！我们正在经受新型冠状病毒（2019-nCoV）肺炎重大疫情的严峻考验，大家加油！

　　我们是跟你们一起战斗的医学和心理学工作者，在这个亿万人民紧急动员的关键时刻，启动了与病毒斗争的医学行动相平行的心理救援、心理健康服务。世界需要热心肠，处于紧急事态中的人们更需要温暖的陪伴。我们跟一线的其他医务人员一样，是正在顶着恐慌、焦虑、迷茫逆行的心理救援队员。让我们拉起手来，抱团取暖、并肩前行！

　　这本书的编写团队，在临床医学和临床心理学领域身经百战，尤其是在灾难急救工作方面经历过 2003 年与 SARS 的艰苦鏖战，以及 2008 年四川汶川大地震山崩地裂的生死考验。我们所在的医院，是蜚声中外的灾难急救医学领先单位，拥有由世界卫生组织（WHO）命名的第一批国际救援队。我们在打生物医学的硬仗方面勇敢顽强，同时也在人道主义救援中践行人文理念，关心所有受到灾情、疫情波及的人们情感的需要，提供有温度、贴心的心理援助和务实的社会工作。

　　本书的内容，紧贴当前疫情控制大局的需求，作者们敏锐感知到人民的心声，根据我们的丰富经验和经过实践检验的理论、技术，用通俗易通、简明扼要的语言跟大家互动，就像聊家常、侃大山那样，说说大家关心的事。

简单地说，我们这本书的核心关键词是这几个——个体应激、群体应激、心理调适、灾难后成长！

面对铺天盖地的信息和弥漫的恐慌情绪，我在朋友圈里看到一位远在长春的精神科同行桑红医生转发的文章，里面有一首诗，让我深受鼓舞，杂乱、阴沉的心绪立刻就被转换提升了。这是吉林大学第一医院原副院长、2003 年抗击非典的英雄牛俊奇教授写的，我们且来读一下。

### 2020 最美的时装
—— 献给前线的学生、朋友和同行

一身洁白，看不出曲线，看不出流畅，可这是 2020 最美的时装。

一双眼睛，两副镜架，见不到眼睑的单双，可这透过来最美的目光。

口鼻上，竟有这么多的式样。看不出你的淡抹容妆，可这是最美的脸庞。

一样的装束，只有高低短长，不
知你是李赵张王，可这双肩上有最强
的担当。

除了豪言壮语，谁没有情短情长，
谁没有儿女爹娘？但这里有高高挺起的
胸膛。

多少辱骂和血光，多少人叫你"白
衣狼"，可你是共和国的脊梁，虽然，你
一次又一次被遗忘。

带着病毒的唾液，泪水或鲜血的流
淌，都掩不住你心底的善良。

你是 2020 冬日里最温暖的阳光！

为什么这首诗会特别打动我？因为我也算是当年的抗"非
典"大疫的老兵，现在还是在继续作战的白衣战士，感同身受。
牛医生的诗句激活了我当年与 SARS 搏斗时留下的记忆，仿佛是
帮我唤醒了战胜病魔所需要的"神经"！

这次鼠年春节前后，又突遇这场险恶的变故，人人都觉得倒
霉透顶，都在担心，这要误多少事，要有多大损失啊！但是我自
己杂乱的心绪很快就被理顺了，我们真的不用怕打这场恶仗！因

为"吃一堑，长一智"，我们有经验、有胆量了，强大的国家更有实力与底气了。

一旦定下神来，咱们就开始做该做的事了。我们专业团队与刘院长、孟书记一拍即合，想到要与同事们赶快写这本书，来与千千万万同命运、共患难的同胞分享。让我们一边思考、行动，一边体验如何在重大疫情中磨炼乐观、理性、坚韧的心态吧！

人类在磨难中进化，我们的民族、个人在与灾难的搏斗中进步！

赵旭东

同济大学附属精神卫生中心（筹）院长

中国心理卫生协会副理事长

中国心理学会临床心理学注册系统共同创始人

2020 年 1 月 31 日

# 前　言

　　2020 年农历庚子鼠年春节前后，新型冠状病毒（2019-nCoV）肺炎肆虐中国。疫情面前，医护人员为挽救生命无畏生死、逆向而行，成为中国社会的脊梁。以我所在的同济大学附属东方医院为例，南北两个院区发热门诊、急诊科、呼吸科 24 小时全力接诊；已先后派出两批次 5 位医护人员驰援武汉；整建制承建的中国国际应急医疗队（上海）接到指令后，55 位队员已于 2 月 4 日携带车载、帐篷移动医院及 30 余吨医疗保障物资开赴武汉疫区一线；10 余名医护人员即将支援上海市医疗卫生系统。

　　作为中国灾难医学领域的开创者与建设者，多年来，我带领团队先后参加汶川地震、玉树地震、昆山化工厂爆炸等重大灾难救援，在实战基础上创立了"始于灾前、重于灾中、延于灾后"的中国灾难医学理论与城市应急管理的灾难医学救援体系。我们曾争分夺秒在灾难现场与死神搏斗，成功挽救成百上千的生命，研发了国际领先的帐篷、车载移动医院与灾区现场伤员的搜救运流程、创立了中国灾难医学高等教育体系，并在全社会推广民众自救互救逃生的意识与技能……

可是今天，情况完全不同。一方面是广大医务人员奋不顾身奔赴一线，一方面是恐慌情绪在全社会弥漫，两者似乎交集甚少。越来越多有识之士大声疾呼：在防控疫情的同时，无论是对病人、对医护人员，还是对被隔离的重点区域群众以及社会大众的心理干预和心理援助至关重要。如果把"新冠肺炎"防控比作一场持久战，那么心理救援就必须从"延于灾后"迅速前移到"重于灾中"，与身体救助治疗同样重要，同样关乎生命安全甚至社会稳定。

本书的另一主编赵旭东教授，是国内著名精神医学专家，也是我多年的合作伙伴——中华医学会灾难医学分会灾难心理学组创建者。作为灾难医学的重要分支，在"灾难精神医学"备受关注的当下，同济大学附属东方医院携手同济大学附属精神卫生中心（筹）、中华预防医学会灾难预防医学分会、中华医学会灾难医学分会、中国心理学会临床心理学注册系统、中国心理卫生协会等权威机构，以服务大局、服务社会、服务大众为宗旨，秉持高度的使命感和责任感，加班加点、昼夜奋战，紧急编写推出了这本《抗疫·安心——大疫心理自助救援全民读本》。

本书立足专业性、权威性和通俗性，以医务人员、疫区群众、病人及家属、普通大众等人群为对象，采用问答形式，内容涵盖2019-nCoV、SARS等重大疫情防控，为疫情中的民众提供及时有效的心理援助，稳定社会民心。

我们深信，在全国人民同心协力抗击大疫的关键时刻，众志成城，我们一定能打赢疫情防控阻击战！

刘中民

同济大学附属东方医院院长

中华医学会灾难医学分会创始主任委员

中华预防医学会灾难预防医学分会创始主任委员

2020 年 2 月 5 日

# 目　　录

## 第一章
### 大疫，无人能置身"疫"外

## 第二章
### 保重，逆行的白衣战士

# 第三章
## 平安，围城中的同胞

## 第四章

### 相信，病魔疫情终退散

## 第五章

### 同心，众志成城渡难关

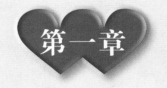

第一章

# 大疫，

## 无人能置身"疫"外

大疫来临，每个人都会感觉到前所未有的心理压力，随之出现不同程度的包括情绪、思维、行为的反应，我们的身体也会在不知不觉中发生相应的变化，这些都是生存本能所驱使的"应激反应"。适度的应激反应可以使我们趋利避害、更好地保护自己，但如果反应过激则个体不仅无法进行有效的思维活动，并且可能损害身体健康。

本章帮助了解应激反应发生的过程，并提供简单、实用的缓解焦虑情绪的方法，以助力大众在大疫中平安！

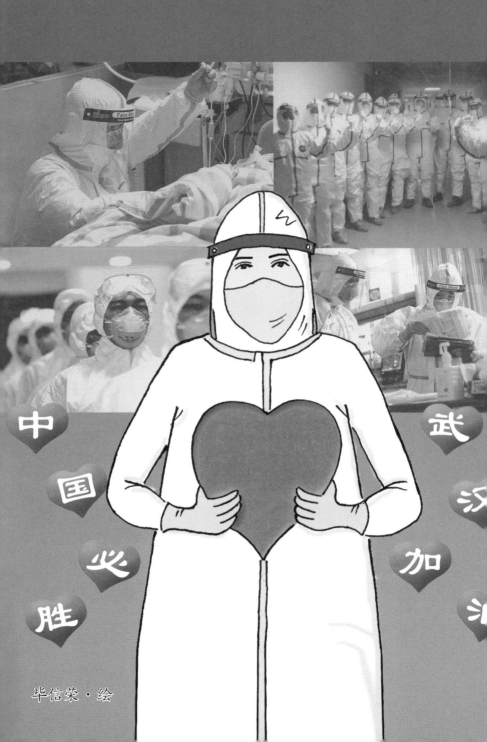

中国必胜 武汉加油

毕信荣·绘

# 1 什么样的疫情让大家如此恐慌

· · · ·

从 2019 年 12 月开始持续至今，发生了波及范围广泛的新型冠状病毒感染的肺炎疫情。汉字"疫"本身就代表危险、可怕、传染、死亡等负面的含义。为了能让普通大众知晓疫情的发展，很多权威的公众网络平台、媒体每天都会实时报道全国范围的感染确诊和死亡人数，一段时间以来，每天不断增加的数量引发了普通民众的恐慌情绪。

· · · ·

实实在在发生的大范围疫情确实足以让大家恐慌，这是正常的心理反应。如果知道发生了全国性的疫情还毫不所动，反而是心理上警觉性不够，容易轻敌。警觉性不够就容易在大疫时期忽略防护，放松警惕，进而容易被感染。

疫情让我们中国最传统、最重要的节日——春节变得非同寻常。本来万家团圆的日子，变成了闭门不出、各自居家、自我隔离；欢乐的时光被笼罩上了紧张、恐惧和担心的气氛。即便是居家独处，每天爆炸般的资讯也将我们团团围住。

然而，越是在这样的时刻，我们越是需要迅速调整心态，不要让恐慌心理持续发展影响我们的身心健康。我们相信，只要大家齐心努力，一定可以战胜疫情！

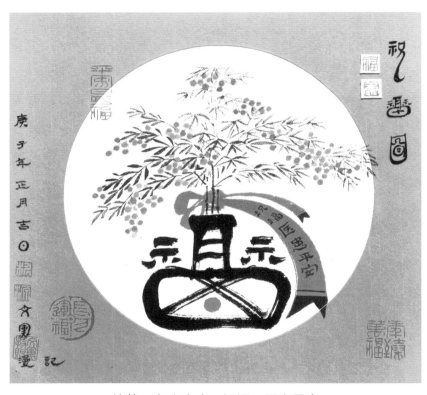

等待，冬去春来；祝福，医患平安

潘文辉・绘

# 2 真担心，这次疫情到底会持续多久

对疫情可能持续的时间，到目前为止没有一个确切的说法，通常需视疾病的传染性和防控工作的进展而定。有专家预测几周，也有专家预测几个月。世界卫生组织在日内瓦当地时间2020年1月30日，宣布此次疫情为"国际公共卫生紧急事件"，并将在3个月后，也就是日内瓦当地时间2020年4月30日之前再次评估疫情情况。

在不确定疫情会持续多久的情况下，建议如下。

（1）保持客观冷静，定期查看权威官方的有关进展报告，不要被网络上的不实传言所影响。

（2）心态非常重要，越是关键时刻，越要独立思考。

（3）关注当下，把重心放在这一个月、这一周、这一天，多想想"我可以如何有意思、有意义地度过"，调整好作息。把每一天过好，是我们自己可以做到和掌控的。

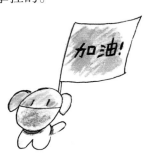

# 3 疫情来临时，人们可能有哪些心理反应

当疫情使人感到生存遭威胁时，可能会出现一系列包括情绪、思维和行为变化在内的心理反应。

情绪方面，积极的一面是情绪体验会更加敏锐，但压力过大或持续过长时，个体会表现出焦虑情绪（过度紧张、恐惧、担忧等）、害怕、愤怒、抑郁等不良情绪，严重者甚至出现惊恐万状、情绪失控、哭泣喊叫等。

思维方面，积极的一面在于能够更加警觉和集中注意力，不让危机之外的事情干扰注意力。但不利的一面是压力过大会使个体的注意力变得狭窄——"选择性注意"，例如只关注和疫情相关的新闻，反复查询和疫情相关的信息，反复和周围人讨论疫情的危险性等。个体还可能会感到记忆力和思考能力下降，或者无法做出决策。有的人会对同一个问题反复思考、犹豫不决，来来回回地想，怎么考虑都放心不下，出现"思维反刍"的情况，即思维像食草动物消化食物那样反复咀嚼。

行为方面，积极的一面是由于体内有更多肾上腺素和血糖的调动，脑部和骨骼肌的血流量增加，短期内个体可以更快地、积极地采取行动。当然，也有的人感到惴惴不安、坐立不宁，有的会通过重复行为获得安全感，比如反复洗手、反复测体温、大量

进食、咬指甲、抠手皮等，有的不断地囤积食物、水、口罩等用品。此外，也有的人可能表现为发呆、懒言懒语、动作迟钝或逃避等行为。

无论你处于上述的哪一种状态，所有这些心理反应都很自然，并不代表一个人心理脆弱、软弱、胆小或者"怂"。我们只要有意识地进行调整，就可以尽可能地把这些心理反应调整到可控制的范围内。

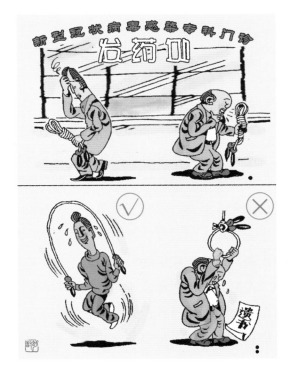

积极的心态很重要

钱幼树·绘

# 4 为什么大疫大灾中的心理干预对防控有利

每当我们遇到重大的紧急事态，常规、常态被破坏，机体就会产生应激反应。应激反应发生在个人层面，这是正常的、必要的，不要难为情，不要害怕我们的"害怕"。重要的是尽快定下神来，找到定力，找到方向，调整身体和心态，进入从容应对的战斗姿态。

灾害及其他重大公共卫生事件发生后，提供针对各种人群和个体的心理援助和社会支持非常必要。心理救援是指在国家有关部门领导下，主要由精神科医师、临床心理学工作者、社会工作者对灾害相关人群联合实施的紧急精神卫生服务。

从医学角度看，心理干预对预防和减少急性应激性障碍、创伤应激后障碍及其他精神障碍有重要意义，对其他医学专业顺利进行躯体治疗、对伤残康复有重要的促进效果。在微观上可以助人、救人，保持、提升一线战斗团队战斗力；宏观上可以为各个层面的管理、决策提供科学依据和方法。如果与政府的管理行为和传统的思想政治工作结合起来，会发挥良好的作用。

世界各地的大量事实和经验证明，运用心理学技术处理现场事态和后遗问题极有价值。一些发达国家尤其重视抢险救灾、防治疫病中的心理卫生服务。此类服务，并非只是针对受害者的慈善、医疗服务，而是覆盖深广的心理管理措施，应该在各种级别、各种类型的突发公共卫生事件应急预案中全面体现。

# 5 为什么明明知道面对疫情要保持镇定，但总是做不到

很多人可能曾经感受过，明明不断告诉自己"要镇定""要冷静"，但有时却很难做到。当疫情来临时总是忍不住感到紧张、恐惧，严重时乱了方阵，无法沉着地思考和行动，继之可能又产生了对这种不沉着的自责。

如果我们理解了人类大脑的结构和功能，其实可以完全不必有这种自责。

为便于理解人类对心理压力的反应，可以把大脑简单分为三个部分（实际的大脑结构更为复杂，此处是为了方便理解而简化）。

（1）以前额叶皮质为主的区域可称为"认知脑""社会脑"，是我们注意、理解、思维、判断和意志力的来源，这个部分就是我们理智的来源。我们会告诉自己，或者要求自己应该怎么做，比如说"不用害怕"。

（2）在大脑深处的中心区域，也就是边缘系统所在的位置还

有一个"情绪脑",又称为"哺乳脑"。"情绪脑"负责探测危险、储存危险的记忆、判断恐惧和愉悦的情绪,它的功能反映了人类的生存本能。

（3）在连接大脑、小脑和脊髓的部位,是脊椎动物身上进化最早的脑——脑干,也叫"爬行脑",掌管着食欲、性欲、体温、心跳、呼吸等基本的生理冲动。

大脑的这三个部分不一定交流、合作得好,只有"认知脑"可以有意识,可以进行言语交流。有个更形象的说法,可以用来理解"三脑一体"的说法:它们仨合作得好的时候,我们就是一个（认知脑）驾驭了一匹马（情绪脑）和一条鳄鱼（爬行脑）的理性人、社会人;它们不协调、分离、冲突的时候,人性会被更低级的情绪和本能所左右。

遗憾的是,负责人类理智的"认知脑"是我们最年轻的大脑部分,在重大应激和心理压力下,某些个体往往是更古老的、掌控生存本能的"情绪脑"占上风。比起"认知脑","情绪脑"能够更快速地识别危险,并直接向负责我们内脏活动（如心跳、呼吸、胃肠蠕动等）的中枢——"爬行脑"发放信号。这就是为什么当遇到危险时,你的"认知脑"还没有想清楚为什么要害怕,就已经感觉到心慌、出汗的原因。

此外,当"情绪脑"警报声大作的时候,"认知脑"就很难开展工作,因此过于慌乱的情况下,人们无法进行冷静思考和判断。心理压力下个体反应的差异可能和遗传（基因）、先天的气质特点、大脑中神经递质网络的特性、成长过程中父母的抚育方式等有关系。

所以，在重大疫情面前如果你不能保持镇定，感到慌张和紧张，是正常现象，不必自责，你可以调侃自己："我只不过是生存本能比较发达而已！"经过学习一些简单的自我调节小技巧，绝大部分人是可以调整过来的。

过于慌乱的情况下无法进行冷静思考和判断

夏正大·绘

#  适宜的焦虑情绪有正面作用吗

事实上，生存遇到挑战时出现的焦虑情绪是一种生存本能，适度的紧张焦虑情绪是有保护作用的。面临危险时，对危险无动于衷可能比危险本身更危险。

焦虑情绪是"情绪脑"敲响的警钟，在人类更接近动物的早期生活中，这种报警系统非常重要，焦虑情绪以及其调动起来的身体反应可以使我们处于"战斗"或者"逃跑"的"应激"状态。

在这种状态下，身体动员出更多的葡萄糖以供利用，呼吸频率的增加带来了更多的氧气。此外，身体会把血液调到最需要的脑、骨骼肌以及心脏，减少皮肤、消化道、脾脏等器官的血液供应，使身体能快速进行奔跑和战斗，在短期内使个体充满活力，而不会感到困倦、慵懒或倦怠。

在这种状态下，我们也会集中注意力做手头的事情，比如说专心洗手或戴好口罩，更警觉地识别相关的风险，比如关注到周围有人出现了咳嗽和打喷嚏，从而更快地采取自我保护的措施。正是这种大脑机制确保我们在漫长的进化过程中生存下来，也使我们在疫情面前能更好地保护自己。

# 7 过度的心理压力会产生哪些精神心理问题

（1）失眠：有的人出现持续的睡眠困难，可以表现为入睡困难、容易惊醒，有时虽然睡着了，但起床后依然感觉到不解乏、困倦。

（2）广泛性焦虑障碍：人持续处于紧张不安中，过分担忧和夸大危险，担心的内容和对象较泛化，比如担心患病、遭遇交通意外、说错话等。疫情时期，大众最担心的就是会否被传染得病，容易胡乱联想。喉咙有点不舒服，就无意识开始干咳，不停地测量体温，非常害怕自己体温升高。有的人莫名地惴惴不安，也不知道自己在担心什么，这称为"自由浮动性焦虑"，常伴有心慌、胸闷、出汗、胃肠不适、失眠等躯体症状。

也有人出现急性焦虑发作，即"惊恐发作"，表现为发作性的明显恐慌，伴明显的胸闷、心慌、出汗、头晕、发抖等躯体不适，病人常有濒死感或失控、发疯、崩溃感。不少病人在极度的惊慌下，往往需要到医院就诊，检查未发现异常后才能平静下来。

（3）疑病症：明明没有感染疾病，但总是怀疑自己已经患病，虽然经检查排除了患病可能，但是仍然感到不放心，反复要求医生再次检查确认。

（4）强迫症：出现重复的、明知不必要的思想或者行为，明知过分但克制不了，对个体造成困扰。常见的行为表现有重复检查，如反复检查口罩是否戴好、防护措施是否做到位；有的表现为过分清洁，如反复洗手、洗澡、对物品进行消毒等；也有的表现为强迫思想，如反复考虑自己的每一个动作细节，确保自己没有被污染。

（5）急性应激障碍：一般在重大的心理应激之后发生，如亲人离世等。一般在创伤事件后数分钟或数小时内产生，创伤性事件的情境会反复出现在意识里或梦境里。个体可能表现为麻木、情感反应迟钝、意识不清晰、不真实感，或严重的焦虑抑郁。也有人出现行为异常，如乱跑、兴奋、情感爆发。个别症状严重的病人可出现思维不连贯，甚至片段的幻觉和妄想，达到精神病的程度。

（6）情感障碍：可以表现为抑郁发作——心情低落，缺乏动力，懒言懒动，无心做事，最糟糕的情况是悲观、绝望，出现自伤、自杀念头甚至行为。也有少部分人在心理压力下出现躁狂或轻躁狂发作的情况：情绪兴奋，言语增多，频繁地给周围的人打电话，睡眠减少，说大话，过分关注疫情，不切实际地要求参加公益事业，不切实际地大量花钱、捐款等。有人在救援工作中出现草率冒失、不避危险、不计代价的"英雄"行为，导致不必要的损失。

# 哪些方法可以快速缓解焦虑情绪

（1）远离不良信息：从正规渠道、官方网站获取相关信息，掌握必要的相关防疫措施和知识即可，避免接触带有各种强烈情绪色彩的信息，避免信息过载对心理造成的冲击。在心理恐慌的情况下，适当的"充耳不闻"是可取的。

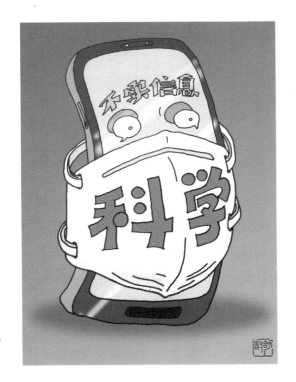

远离不实信息

钱幼树·绘

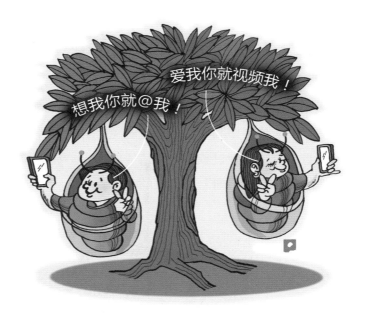

疫情中的社会链接非常重要

潘铸秋·绘

（2）保持社会链接：温暖的社会链接可以安抚我们的"情绪脑"，去抵御压力带来的不利影响。可以和家人、朋友、同事多沟通和聊天，聊天时有关疫情的话题适可而止，提倡多相互鼓励和打气。受到疫情影响不方便见面时，可以通过电话、微信、QQ、邮件等方式进行沟通。对某些个体，乖巧和萌态十足的宠物也有安抚情绪的作用，如猫和狗，当然如果受疫情影响，也可以考虑进行"云撸猫"或"云养狗"。

（3）记录"美好时光"：虽然是在艰难的时刻，但每天的生活中还是会有温暖、美好的时刻，有值得感恩的时刻。每天花三分钟，把这些瞬间记录下来，如一顿美餐、窗外的阳光、同事的鼓励、陌生人的帮忙等，都可以写在本子上，或记录在电脑上。这些文字会帮助我们去关注生活中积极、正面的部分，将来也成为一份难得的记忆。有研究发现，坚持进行感恩训练可以增强个体的意志品质，促进心理健康。

（4）文艺活动：在家中听音乐、玩乐器、唱歌、朗诵、阅读文学作品、练书法等，无论雅俗，只要对自己口味、引得起兴

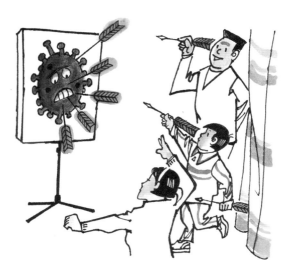

最新解压游戏：宅家打靶

徐进·绘

趣，又不打扰别人，都可以轮流着做。现在的有线电视、手机应用上有无数的节目，很多人平时没有时间欣赏，非常时期都可以挖掘出来享受了。

（5）个性化调整方式：发挥你的创意、利用已有的资源，发展属于你自己的调整方式，例如在自家鱼缸中钓鱼、玩搞怪的游戏等。

此外，可以尝试用幽默和笑话化解紧张情绪，如收听或收看相声、小品、喜剧等来分散注意力。通过呼吸调整训练进行放松，因地制宜、坚持进行运动也有助于缓解压力。

# 9 运动对缓解不良情绪有作用吗

诸多研究已经证实运动对于改善抑郁、缓解紧张情绪有帮助，对于维持愉悦轻松的心情、控制冲动行为都非常重要。运动可以降低促炎细胞因子对大脑的损害，还可以减轻身体的氧化应激，从而减缓人体的衰老。

目前有氧运动对于情绪改善的证据最多。有氧运动是指人体在氧气充分供应的情况下进行的运动，它的特点是强度低、有节奏、持续时间较长，一般每次锻炼的时间不少于30分钟，每周

3～4次。像慢跑、游泳、乒乓球、羽毛球、骑自行车等，都属于有氧运动。

当然受到疫情影响，在各方面条件受限的情况下，大家不必拘泥于运动的形式或时间。即便不能外出，也可以在家里进行健身设备锻炼，或高抬腿、深蹲、箭步蹲、俯卧撑、卷腹运动等锻炼。每天哪怕挤出10～20分钟进行锻炼，也是有帮助的。

有人在家中改餐桌为乒乓球桌，把客厅当作羽毛球场，既能进行体育锻炼，也不失为一种幽默、积极乐观抗击疫情的良方。

## 10 为什么进行呼吸训练可以缓解焦虑情绪

疫情当前，当心理压力过载的情况下人体的交感神经处于兴奋状态，个体可能会不由自主感到心慌、呼吸急促和出汗等，而呼吸是我们唯一可以进行主观调控的内脏活动。动物研究发现，通过调控呼吸频率和深度，可通过呼吸中枢的神经核团向受"情绪脑"调控的核团之一——蓝斑发放信号，从而降低惊恐和焦虑反应，起到放松作用。

呼吸调节的方法在古老的东方智慧中有很多体现，如瑜伽、正念、冥想、坐禅等活动中都涉及呼吸调整的技巧。呼吸训练过程中最重要的是要将注意力集中在呼吸上，集中到自身内部，放空大脑，为人体在疫情压力下高速运转的思维活动"踩刹车"，将所有的忧思先放在一旁。

在呼吸训练过程中，应尽可能缓慢、平和地呼吸，把注意力放在每一次的"呼"和"吸"的动作上。比如，可以体会吸气时空气接触鼻尖凉凉的感觉，以及呼气时鼻尖变热的感觉，还可感知吸气时胸腔和腹腔隆起，以及呼气时下陷的状态，我们还可以去观察两次呼吸中短暂的停顿等。

呼吸训练不受场地限制，找一个稍微安静点的地方就可以进行，无论坐着、站着或躺着都可以练习。练习的次数和时间可短可长，持续数分钟到十几分钟均可，以感觉到恢复平静和轻松为准。

当然，在进行呼吸训练时有时难免会分心、走神，此时无需评判、不用自责，只需自然地将思维再拉回到呼吸上即可。

此外，也可以结合想象进行呼吸调整，例如可尝试练习"移空技术"（参见附录6）。

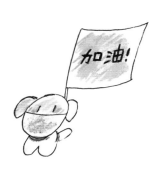

# 11 如果实在不能调节焦虑情绪，可以服药吗

虽然在这次疫情面前，焦虑、恐慌情绪蔓延，但绝大部分人通过积极的调适，都可以维持平和的心理状态，回到合理的基线情绪来。有少部分人会出现心理失衡，这就需要得到额外的支持和帮助。

既往有焦虑症和抑郁症病史者、家族中有心理疾病病史者、直接参与一线医疗救治的医护人员以及感染的患者，会面临更高的心理失衡的风险。

当个体持续多天失眠、超过 2 周焦虑或抑郁情绪不能缓解、言行反常甚至出现消极自杀的想法时，需要考虑找精神科医生就诊，由医生评估后，必要时进行抗焦虑、抗抑郁或者改善睡眠的药物治疗。

在过去的二三十年中，有多种新型的抗焦虑和抗抑郁药物面世，这其中包括选择性 5- 羟色胺再摄取抑制剂（SSRI）和 5- 羟色胺及去甲肾上腺素再摄取抑制剂（SNRI），前者有大家熟知的氟西汀、帕罗西汀等，后者包括文拉法辛和度洛西汀两种药物。这些药物疗效肯定，总体上不良反应较轻，绝大多数药物对心、肝、肺、肾等重要脏器功能没有明显损害（每个药物的特性不同，具体需咨询医生）。

很多人担心药物是否会"伤脑",事实上,大量的科学研究证明,心理压力所动员的炎症激活、糖皮质激素过载,以及高水平的氧化应激对大脑有毒性作用。长时间焦虑抑郁的个体常常有记忆力下降、思考困难的感受,未经治疗的抑郁也是痴呆的危险因素。而抗焦虑和抑郁药物一旦起效,个体情绪平复以后,反而能终止心理压力对大脑的不利影响。

此外,药物是否会成瘾也是大家最为关心的话题。SSRI 和 SNRI 等新型抗抑郁剂无成瘾风险,但是部分药物停药过快会引起不适,需要咨询医生,缓慢减停。安定类药物(医学上称之为"苯二氮䓬类"药物)在药理学分类上为抗焦虑药物,被用于较快改善睡眠和抗焦虑,但只可以在短时间内单独使用,或是与上述药物合用。长期使用有成瘾风险,需遵医嘱使用。

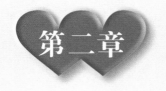

# 第二章

# 保重，

## 逆行的白衣战士

　　白衣战士在抗疫斗争中令人敬佩，也最让人心疼、让人牵挂。他们的心身健康状况直接关乎到整个战役的成败，为他们在出生入死的高风险工作中尽量提供安全保障、人文关怀和心理支持，保护好战斗力，是心理救援的核心工作。

　　本章为抗疫前线的医务人员提供自我激励、舒缓心情、调节睡眠以及进行良好医患沟通的小技巧。愿可敬的白衣战士平安！

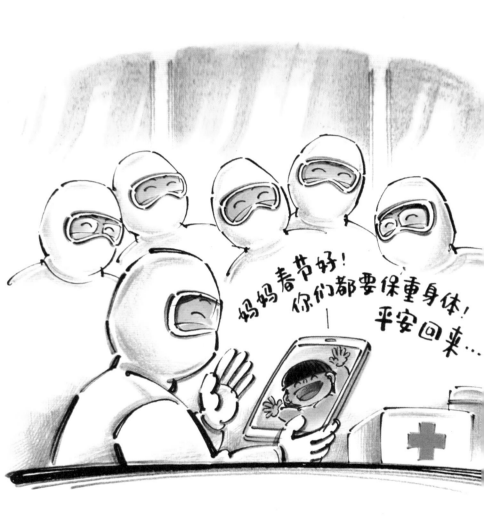

孙绍波 · 绘

# 1 抗疫救援的医护人员会面临哪些压力

一般来说，参与抗疫救援的人员会面临三种类型的心理应激：救援者自身的损失或受伤、来自救援环境的创伤性的刺激与救援任务的失败。

救援者自身的损失或受伤，是指参与抗疫救援时因为过度疲累而无法发挥救援的功能，比如因长时间在隔离病房、长时间值班诊疗而造成心身功能受损。

来自救援环境的创伤性的刺激，指救援人员目睹疫情事件现场凄惨景象，或是受到威胁、攻击或处罚而产生恐惧惊吓反应。例如，因临床中接触感染新型冠状病毒而逝去的病人，这种意料中的应激对于医护人员可能伤害较小，但如果受到来自病人、病人家属及媒体的不公平对待，包括言语和躯体的暴力攻击，那么这些情况对他们就会有极大的影响。

救援任务的失败，指当救援工作未达预期效果，救援人员感到强烈失望或觉得个人没有价值。救援人员在参与抗疫救援阶段与任务结束阶段时，都会面临不同的心理压力，有些压力甚至是不断累积或周期性地产生。

## 2 救援医护人员可能出现哪些心理生理症状

如果医护人员未能很好地调节心理压力，可能会产生一些心理生理症状，包括焦虑、抑郁、躯体化症状等，严重者出现明显

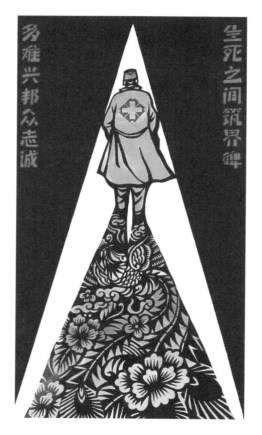

直面生死，医务人员承受
着常人难以想象的压力

李守白·绘

的职业倦怠、耗竭甚至达到诊断创伤后应激障碍的程度。具体可能有如下表现。

（1）极度疲劳、睡眠不足，产生生理上的不舒服（例如：眩晕、呼吸困难、肠胃不适等）。

（2）失眠、做噩梦，注意力无法集中。

（3）对眼前所见感到麻木、没有感觉。

（4）害怕自己崩溃或无法控制。

（5）对工作不顺感到难过、精疲力竭、生气、愤怒。

（6）对患者及家属的惨痛遭遇感到悲伤、忧郁。

（7）觉得自己工作做得不好，对不起患者。

（8）吸烟量增加、饮酒缓解压力。

# 3 为什么医护人员会对隔离区临床工作产生恐惧

对于医务工作者来说，在面对未知的病毒和疾病时，特别是当处于比较恐慌的氛围中时，会产生更多的恐惧，这样的情绪是一种正常的心理现象，就像士兵进入战场，但是不知道敌人是谁、躲在何处。这种时候，对于未知的恐惧是我们与生俱来的本能。

本次新型冠状病毒肺炎，来自各种官方媒体以及自媒体的信息源非常丰富，就是专业人员也可能被繁杂的信息所困扰。在这样的背景下，人们容易产生情绪化的观念，而这样的观念容易受到负面情绪的影响而变得极端。例如，救援的医务人员会想："这个病毒致病性很强，死亡率很高，前线的同事很多都倒下了！"这样的极端观念会导致更明显的恐惧情绪，就形成了负面情绪和极端观念的恶性循环。

# 4 如何处理对隔离区临床工作的恐惧

《孙子·谋攻篇》中说："知己知彼，百战不殆；不知彼而知己，一胜一负；不知彼，不知己，每战必殆。"在上战场之前，医务人员应该接受充分的培训，提前掌握所需的知识与技能，同时做好医疗技术及心理、精神上的准备。毛泽东同志就一直强调，"战略上藐视敌人，战术上重视敌人""不打无准备之战"。

在针对医务人员的培训中，既要强调发扬大无畏的献身精神，又要注重培养科学理性的工作态度和方法。所以，医务人员面对未知的恐惧就需要"知己知彼"，对于未知的病毒和肺炎需要进一步学习相关的最新信息，了解相关的前沿资讯，掌握疫区工作的同道们的实际状况,客观冷静地理解疫情的发展和国家层面的宏观动向和政策,并且理解自己的恐惧是一种面对未知新事物的正常反应。不要对恐惧产生恐惧,以至于出现二级情绪的放大效应。

在理解了自己作为普通人对于未知事物的正常恐惧反应之外,医务人员还需要理解自己的专业角色。作为医务工作者,不论是医生、护士还是医疗技术人员,都有一个专业的角色,那就是帮助病人恢复健康,与病人一起共同面对疾病的威胁,并且有义务和责任去了解、研究和攻克新出现的疾病。一旦有了这样的使命感和意义感,恐惧也就成为了一种向前的动力。

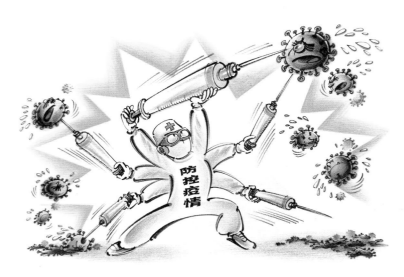

全力以赴,成就使命

孙绍波·绘

# 5 有战斗力的救援医疗团队是什么样的

从管理学的角度看，一个有战斗力的医疗救援团队应该有这样一些特征。

（1）人员及管理结构精干。

（2）信息交流简洁，命令及汇报路径通畅。

（3）全程服务，对可能后果尽量提前处理。

（4）资源、手段丰富而实用，准备充分且细致。

在进入工作区以后，工作区域里的工作应该是张弛有度、劳逸结合，不主张过度疲劳；团队气氛紧张而不沉重，有序而有不冷漠、生硬，少呵斥、惩罚，多激励，让医护人员专心于做事、助人，而不是恐惧于受到惩罚，或提防别人。

领导人物和权威机构的真诚态度、身先士卒的担当精神和责任感，对团队其他人的士气影响很大。如果领导向部下提供真实准确的信息，进行有人情味的沟通、交流，就可把应激水平降低到合适的程度，部下就会成为明智、自觉、合作的好伙伴。

# Tips

在团队运作方面，以下制度的执行有助于提高战斗力。

**实行轮换制：**

- 让工作人员轮流承担不同应激水平的工作，如从低至中再到高应激水平，然后反过来；
- 要限制承担高应激水平工作的时间，例如直接接触病人的工作时间。

**实行轮休制：**

- 为避免认知功能的损害，建议工作人员在最危险的现场工作 6 ~ 8 小时后有较长时间的休息；
- 所有人员（包括领导）都必须有休息时间；
- 将工作人员分为两组，轮流休息，可保证研究和救援工作不间断进行；
- 对不愿休息的工作人员，应采取强制措施，不提倡"轻伤不下火线"！

**提供休息场所：**

- 应在相对安静的地方设立休息场所；
- 休息场所应包括带自来水的洗手间、健康食品和饮料；
- 还应提供干爽洁净的衣物及与家人通讯的电话。

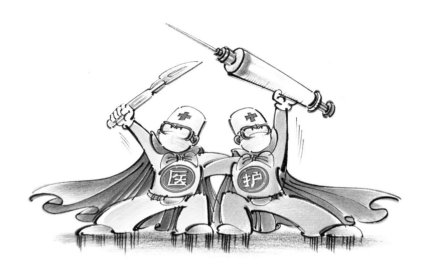

团队合作，共同战疫

孙绍波·绘

#  医护人员如何自行调整心理压力

医护人员可以采用以下措施调整自己的心理压力。

适时地将自己的感觉和体验与其他伙伴分享；保证睡眠（环境尽量保持安静、舒服、自在）；定时定量的饮食、补充营养，即使本人不太想吃东西；自己与伙伴间互相加油、打气，不要互相指责；肯定自己与伙伴在工作中的努力和配合；需要帮助时，尽快向伙伴们提出，并接受他人的帮助与支持；允许自己对救灾工作有负向的情绪（生气、害怕、担心、不耐烦、想放弃等）；在临时组建的团队里，要促进沟通，互相学习别人的经验、特长，有空时聊家常、开玩笑，增加互相间的理解与默契。

医护人员如果感到负面情绪持续存在、出现越来越多的躯体症状或者工作能力受损，表明个人的身心状态已经处在一种过度耗损的状态，出现了心理耗竭，需要主动寻求心理卫生工作人员的专业帮助。

# 7 医护人员在救援阶段严重失眠怎么办

首先理解，在压力情况下失眠是普遍的，不用紧张。轻性、短暂性症状不影响日常功能者，不需要过多关注，简单自我调整即可。其次，医护救援人员要注意劳逸结合，定期轮换，合理安排处于应激性环境的时间，这有助于缓解心理压力而改善睡眠。透支身体、过度疲劳，造成耗竭状态，反而影响救援工作的有效进行。第三，保持平和心态，更主要是入睡前减少外界的精神和情绪刺激。具体操作包括适当的放松训练，如冥想、静坐，以及睡前"头脑放空"等放松方法。

当医护救援人员意识到自己睡眠问题持续存在并对工作造成影响时，要及时向专业心理医生寻求帮助，避免失眠成为慢性状态，造成更严重的健康问题。

 # 8 应激情形下的失眠可以用药治疗吗

通常处于应激情形下的失眠问题是情境性、短暂性，一般持续数天或数周，去除诱发因素后睡眠通常即可自行恢复正常，无需特别处理。

助眠药可以用于急性失眠，但应短期谨慎使用。其中，短效药物治疗更适用于急性失眠者。常用的助眠药物包括苯二氮䓬类药物（如艾司唑仑、阿普唑仑）及非苯二氮䓬类助眠药（如唑吡坦、佐匹克隆）等。后一类药物的安全性及耐受性相对较好，成瘾可能性低。上述药物均建议尽可能短期（＜4周）使用。以入睡困难为主者建议使用起效较快的药物（如唑吡坦），以睡眠维持困难为主者建议使用长半衰期药物（如艾司唑仑）。可考虑每周 3～4 晚的按需治疗方案，而不是每晚服用。注意剂量勿太大，以解乏、次日感到思维清晰为准，否则容易导致困倦、嗜睡。

以上处方药物均需在医务人员指导下使用。褪黑素等保健品整体证据效力较弱，现有证据不支持褪黑素针对起始失眠的疗效。

# 当病人疑似感染时，如何有效地告知"坏消息"

如何告知坏消息，对于建立和维持良好的医患关系，让病人及家属有较好的依从性、合作性，有很重要的意义。以下是几个要点，但一定要以同情、关切、和蔼的态度和语气进行传达。

（1）告知患者和家属，根据国家出台的最新新型冠状病毒感染的肺炎诊疗方案，目前疑似为新型冠状病毒感染肺炎。根据规定，需要立即进行隔离治疗，并采集呼吸道或血液标本进行新型冠状病毒核酸检测，同时转运至定点医院。

（2）请病人不要恐慌，告诉他政府和医护人员会全力诊治。目前仅为疑似新型冠状病毒肺炎，如果连续两次呼吸道病原核酸检测阴性（采样时间至少间隔1天），可以排除疑似，解除隔离；如果病毒核酸检测阳性，那么确诊为新型冠状病毒感染的肺炎，国家安排了定点救治的医院，会采取积极的治疗，尽最大努力保障病人的生命和健康。

（3）作为公民，在此非常时期，配合国家和医疗机构做好个人隔离是公民的法律义务。为了家人和他人的生命健康，绝对不可以恶意散播病毒；应主动履行义务，为抗击新型冠状病毒肺炎做出公民应有的贡献。

（4）请病人如实提供近期行程和可能接触过的人员，为后续的疾病排查提供线索。密切接触的家人、朋友也要做疾病筛查。如检测阳性，需隔离治疗；如阴性，需要密切观察，主动在家隔离2周，尽量不要外出和接触他人。

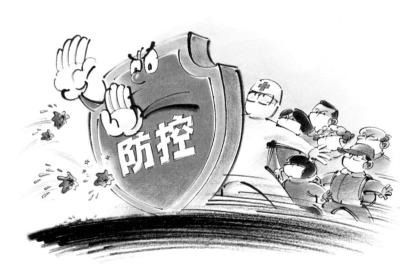

医患同心，合力抗敌

孙绍波·绘

# 10 在发热门诊遇到病人不配合诊疗怎么办

发热门诊就诊的过程中，病人不配合诊疗的一般情况大致分为：病人怀疑自己感染了病毒，一定要医护人员给出治疗措施；医生认为疑似病例需要做进一步检查，病人不认可且不配合；被确诊为新型冠状病毒感染，但病人拒绝接受且不配合治疗。

出现以上情况的主要原因有：对疫情新的恐惧感，当前社会环境下患者对医院的不信任感，医护人员由于某些情况（不耐烦、嗓门大、病人多等）导致和病人沟通困难；病人因自身情况导致沟通困难。

建议处理方法如下。

（1）减轻病人对于疾病的恐惧和紧张：以共情心理技术"我理解你的担心"开场，简单和病人描述一下疾病特点，告知这次新型冠状病毒易传染、症状因人而异，程度大多数较轻（特殊情况除外），多数病人预后良好。

（2）降低病人对于诊疗结果的疑虑：对于没有患病但怀疑自己有病的人，应当指出客观的支持没有患病的数据，安抚病人的焦虑情绪，必要时直接指出病人的多虑；对于被认为是疑似病例和确诊病毒感染的，除了列举客观的指标等，还应提示疾病的传染性强、身体素质差的人（如老年病人、癌症化疗病人、合并

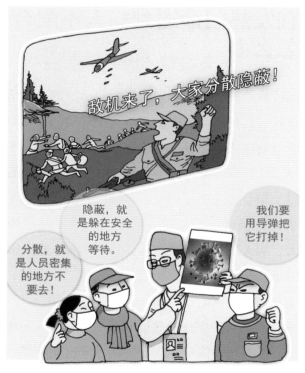

形象的解释可以消除病人疑虑

沈天呈·绘

其他慢性病的病人等）的病死率高，强调公民的自身社会义务，劝导病人避免扩散疾病的行为，做好个人防护和自我隔离观察，甚至接受治疗。

（3）保持警惕和自我保护：当今社会情况错综复杂，不能排除病人怀着恶意或报复社会的情绪前来就诊，或因一时冲动导致过激伤医行为。医院应当配备一定的安保措施，例如保安巡查、一键报警装置和防护器材；医务人员应当学会留意就诊人员的言行举止，发现异常及时逃跑、呼救和采取自我保护措施。

（4）消除因自身沟通原因导致的情绪性屏障甚至医患关系紧张：来院求医的病人，一般是出于疾病导致的躯体不适，因此感到难受和痛苦，情绪往往是负面且充满自我保护的。这种情况下病人非常容易受到外界刺激造成情绪的波动，引发不必要的纠纷和伤害事件等。除了必要的安保防护，医护人员自身也应尽可能心平气和地和病人解释问题；尤其是当出现诊疗过程和病人自身的认知有冲突的时候，也一定要尽可能用较为缓和的语气和措辞，避免过度刺激病人的情绪。

# 11 医疗救援中遇上纠纷、投诉，怎么办

医院暴力极端恶性事件发生，与经济环境、法制环境、民众文化与信仰环境等诸多因素相关。如今，需社会各界明确认识：对于医院暴力极端事件，要依法从严治理，要"警钟长鸣"。对医疗机构及医护人员等来说，虽然我们不能改变大环境，但

可以改变自身的"微环境"，医院暴力极端恶性事件是可以预防的。谈到预防，为便于理解，套用"疾病三级预防"的概念，并沿用至医患矛盾的预防及应对中。

遇到医患矛盾，医务人员不用刻意压抑自己委屈或负面的情绪。需了解，大多数病人都是心怀感激，明白、感恩医务人员的辛苦；无法一次性照顾到所有人，疫情蔓延、病人增多不是医务人员的错；个别病人不理解不配合甚至指责抱怨，实际是掩盖对现状无力、无助感的表现，并非医务人员做得不对，只是群众无法处理这份情绪。这时，需要互相理解，医务人员可尝试先观察、倾听，体会其需求，再给出反馈、解释及建议。

## 12 防范医院极端暴力事件，谨记"三级预防"

**一级预防：医暴事件有规律可循，认准"好发季节"立即预警。**

目前医院暴力极端恶性事件的走势中，明确呈现出"惯性特点"或某种程度的"破窗效应"：一旦出现恶性事件，那么后续常常接二连三地发生。

对近年发生的医暴事件分析后发现，在施暴者身上常有各种矛盾的"累加":经济状况极差、家庭不和、社会支持不足、信仰缺失、性格缺陷等,最后再加上慢性(重大)疾病无法治愈的痛苦。因此,要避免成为巨大矛盾的"接盘者""出气筒"。换句话说,在医疗适应证的把握上,不但要注意"病理生理适应证",还要注意"社会文化适应证"。

**二级预防:在医患沟通中,观察、留意并提前预防和化解潜在的冲突风险。**

在已经发生的一些初期误会、摩擦和不满情绪中,通过言语、表情、体态姿势,来觉察有关人在个性、思维、情绪、态度等方面的偏颇特点,并及时进行有效干预。如加强平等、坦诚的沟通,及时引导至相关行政职能科室介入处理,避免出现极端事件。上述核心是"评估",比较重要的风险评估指标有:病人表现激动或不安、个性偏执、抵制建议治疗的行为、病人或家属存在威胁或暴力行为史、有药物或酒精滥用史等,可谓"万变不离其宗"。一些长期从事纠纷处置、有经验的"老医务"都知道,真正可怕的并非医闹,而是某些闹得不太厉害但偏执或行为异常的人。确保与此类人员沟通一定要有足够耐心,切忌言语刺激。

**三级预防:危急时刻"保命要紧",一个字"跑"!**

当评估出有危险情况,应立即向保卫部门请求支援;在十分危急时刻,在危险面前,要勇于自我保护、果断"逃跑"。

# Tips

## 以法律名义，致敬最美逆行者

疫情面前，最美逆行者以自己的实际行动践行"不计报酬，无论生死"，此等"为众人抱薪者"，更"不可使其冻毙于风雪"！

以下为维护医疗秩序和保护医务人员权益的有关法条。

- 《基本医疗卫生与健康促进法》57 条——禁止任何组织或个人威胁、危害医务人员人身安全及人格尊严。

- 《刑法修正案九》290 条——聚众扰乱社会秩序，情节严重，致使医疗无法进行，造成严重损失的，对首要分子，处三年以上及七年以下有期徒刑；对其他积极参加的，处三年以下有期徒刑、拘役管制或剥夺政治权利。

- 《关于对严重危害正常医疗秩序的失信行为责任人实施联合惩戒合作备忘录》——对于实施、参与涉医违法犯罪的，处以行政拘留以上处罚或联动惩戒。

- 除了国家法律、法规，有的地方性法规、政策也在保护医务人员、医疗机构。例如《上海市医患纠纷突发事件医警联动工作机制》，确立了医警双方内部工作流程，重在恶性事件事中、事后院内各部门联动处置、上报及公安部门介入合力处置。

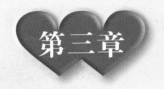

# 第三章

# 平安，

## 围城中的同胞

现在，有些人或者家属可能正身处疫区，为疫情所苦，为疫情所困。针对被隔离时可能会面临的情绪困扰，包括焦虑、恐惧、不安、愤怒或是惶恐，本章给出的建议，可以帮助缓和情绪，积蓄力量，抵抗疫情！

围城外的人可能真的很难感同身受地去体会围城中人的焦灼，很难体会穿越生死线的恐慌。但是，仍然请允许我们一起努力！围城中的同胞并不孤单，你们的身后有千千万万的兄弟姐妹，将一起全力以赴，共克时艰！

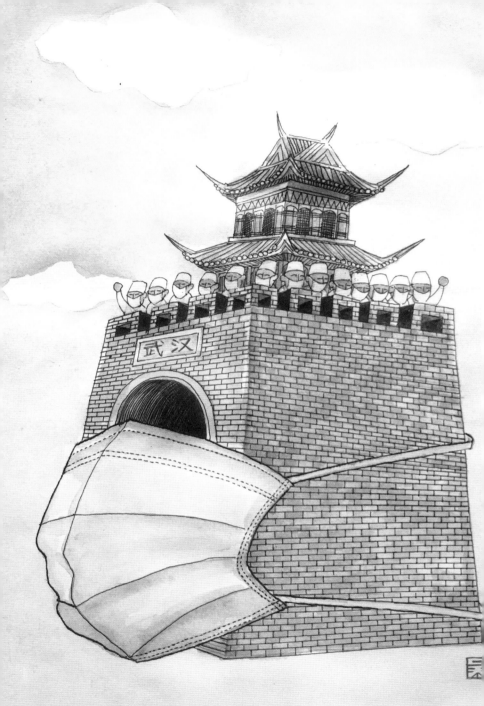

武汉

吴济良 · 绘

# 1 离开家人孤身在隔离区怎么办

　　首先，要了解不出门可以最大程度地降低恐慌，熟悉的环境会带来更多的安全感，从而建立一个心理"安全岛"，并且可以最大程度保证自己不被感染。其次，保证充足的睡眠，给自己做一些好吃的食物，保证营养。第三，一定要从政府、医护人员等正规渠道了解目前疫情的最新信息与变化。网络上有不少虚假、不实信息，要注意甄别，否则会造成更大的恐慌，对心理状态不利。

　　当恐惧感下降时可能伴随而来的是悲伤。当你专心于 A 事情（A 情绪）时，B 事情（B 情绪）就很难被注意到，只有一种情绪在主导你。要尽量找事情做，让自己少有空闲去关注消极的外部信息和内部心理体验。当恐惧的外衣被撕下后，与家人隔离后的悲伤才会渐渐浮出水面。多通过视频、语音等方式与家人聊天，表达你的悲伤，感受他们的温暖与关心，及时地倾诉与被倾听会增加自我安全感。同时，也告诉他们自己是安全的，让家人安心。

　　自我隔离时，可以做一些简易活动，保持一定的运动量，既可以增加自身免疫，还可以调节情绪；如果发现自己持续处于不良情绪中，请及时通过电话、网络等便捷渠道筛选并寻求正规的心理援助。

## 隔离区公共服务人员应该怎么做

公共服务人员需要接触大量流动人群，心理上承受着巨大的压力，可能总是担心自己会被传染上疫病，担心回家后万一传染给家人怎么办、是否需要进行自我隔离等问题。

在完成所需工作的同时，公共服务人员应切实落实好自我防护。在机场、客运站、地铁站等人口流动性大、交叉感染高发区域工作的人员，一定要全天佩戴医用口罩，尽量减少与人交流、不要与人有身体接触（非常时期，这并不代表服务质量下降，相反群众一定会为您坚持在岗的行为给予赞扬和感谢），随身携带酒精消毒。结束工作回家后，第一件事情就是要脱下工作的衣物鞋袜，换上干净的居家衣物，认真洗手。

每天面临容易被感染的工作环境，心理压力一定很大。我们不提倡"轻伤不下火线"，一定要根据自己的身体状况，合理安排工作需要，避免过度耗竭。一定记住，高效地执行任务、有条不紊处理工作中的突发事件才是特殊时期在岗的基本必要准则。要保证充足睡眠，让身体休息好，才可以继续投入这场持久战中。

另外，要和同事沟通，互相进行心理支持，学会倾听、不批评、共情等简易有效的心理互助方法，可以多一些"你今天上班

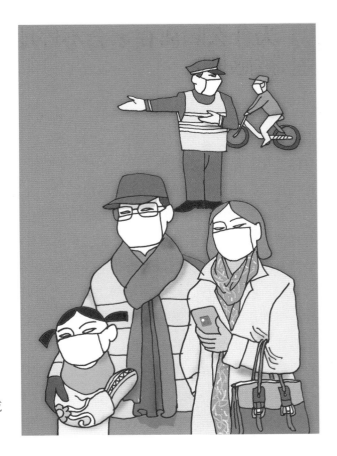

出门就把口罩戴

沈天呈·绘

情况如何""遇到事情可以告诉我，我来帮你想办法"等简单又
温暖的关心问候。有时候自己的一句看似不起眼的话语，很可能
就成为别人的定心丸。要知道，此时此刻，你们是彼此最好的心
理治疗师。

# 3 为什么隔离在家会不停地怀疑自身被感染

如果被隔离前接触过疑似病例，请先充分进行自我隔离，病毒潜伏期是 3 ~ 7 天，最长不超过 14 天。在这期间观察自己的身体变化，是否出现发热、干咳、疲乏、呼吸不畅等情况，如有相关症状，请及时寻求定点医院诊治。

如果上述一切都不成立，有可能是你的焦虑情绪在作祟。面对疫情，压力激素水平骤升，恐慌、焦虑等情绪会使得身体的各个器官发生一系列变化，从而产生各种躯体不适。最常见的表现为心慌、呼吸急促、呼吸不畅等，也会伴有咽部不适、咳嗽等，甚至个别还会因过度紧张出现低热。一旦发现这些症状与疫情有相似处，又会产生更多的焦虑，反复确认自己是否被感染，这样的情绪又会反馈给躯体，压力激素再次被刺激升高，进而又产生一系列"类似被感染"的症状。这在医学上称为"心身反应"，一旦心理压力解除，情绪恢复平稳，症状自然而然消失。

所以，如果是因为"心身反应"而怀疑自己"被感染"，那么尝试肌肉放松训练（握紧拳头–松开–再握紧，不停循环直至肌肉有明显放松），或呼吸放松训练等（具体方法详见第一章第 10 条）。

# 4 怎样安抚隔离区的孩子们

儿童的理解能力不如成年人，对他们用专业术语描述此次疫情不一定会得到配合与理解，部分较敏感的儿童听到消息后会容易紧张担心、胡思乱想，但又缺乏一定的表达能力，可能会变得爱哭、黏人、发脾气，或是夜间频繁做噩梦甚至尿床。此时，我们可以通过以下几种方式，去帮助他们。

首先，尽可能陪伴孩子。这一点非常重要，建立足够的安全感是帮助孩子应对应激的关键点。我们可以通过言语轻声安慰，或是肢体接触，比如拥抱、有节律的轻拍等，带给孩子们安全的氛围。尽量让他们与平日的主要照料者、熟识的人待在一起。有的孩子喜欢随身带着自己的布偶才觉得安全，这也是可以的。

其次，有的儿童会通过游戏、绘画、故事等方式来表达他们的思想，这些表述方式很多时候不会遵循成人世界法则，所以，我们此时一定要有充足的耐心，去倾听来自他们世界的声音。可以递给孩子一张画纸，告诉他们可以将他们的担心、恐惧画下来，颜色随便他们挑选。当画完第一张后，请他们再画第二张，但要告诉他们第二张是第一张变好之后的样子，并和他们讨论是什么让第二张图画开始变得美好。

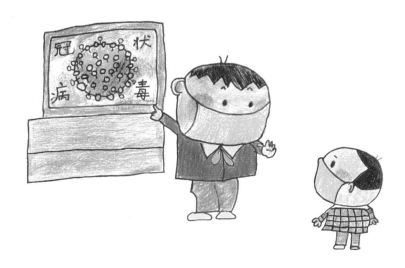

哥哥教弟弟识病毒

董其乐·绘

同时，采用适当的方式，科普正在发生的事情。很多家长会抱着"孩子太小，讲了他们也不懂"的心态。其实不然，儿童对周围环境变化、周围人情绪波动的观察非常敏锐，隐瞒现状可能换回来的是孩子的嚎啕大哭，以及无数遍的叫喊"为什么我不能出去玩""为什么我不能去见小朋友"。我们可以用适当的方式，讲述给孩子听，让孩子知道现在正在发生的一切。比如，我们可以将疫情比喻成风暴，当风暴来临时，我们一起待在家里是最安全的（家的"安全岛"），等风暴过去后，我们就可以出门了。

# 5 由于被隔离而遭受歧视怎么办

（1）识别自己的情绪：你是否感到委屈、愤怒、失望、无助、无力、绝望或抑郁？在经历了被区别对待以后，出现这些情绪反应是正常的，应该将它们表达出来，负面的情绪需要得到合理的宣泄，可以和家人朋友倾诉（能用话语把情绪说出来是最好的复原"良药"），将经历整理记录下来，哭出来或大喊几声等。

（2）调整认知：这样的经历，难免会让你产生"世界充满恶意"等消极观念。首先，理解群众的警惕是出于对疫情传播扩散的恐惧。其次，理性分析拒绝与驱赶等行为背后的原因，可能与疫情突发前期安置措施不到位等有关。另外，关注到积极的信息，认识到即使再艰难的时候，也有很多善待之举。

（3）挖掘资源：与家人朋友保持联系，和他们分享你的经历和感受，获取需要的心理支持。必要时寻求相关心理援助，如隔离区可能配备的心理卫生工作者；拨打当地的心理援助热线、医疗咨询热线，或当地政府公布的其他救助热线等。

（4）必要时寻求心理咨询或精神专科服务：当出现严重的焦虑和抑郁、失眠、频繁做噩梦、易怒，甚至觉得自己失控、有轻生观念等，就要接受专业的心理卫生服务。

# 身处疫区，疫情相关信息看多了感到恐慌怎么办

（1）制定一个生活规律：被隔离家中，日常的工作和社交都很难完成，这对心理健康有一个隐形的破坏。生活失去了秩序，晚睡晚起、随心所欲追剧、打游戏可能是平时梦寐以求的生活，

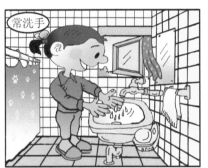
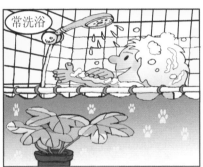
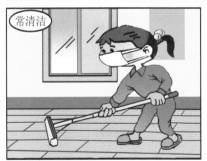
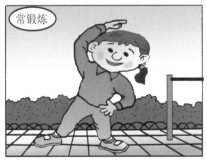

隔离期间需要规律的生活

杨良义·绘

但是实际上这会增加很多内心的失序感。加上无限地刷负面新闻，任由自己的注意力被情绪所控制，这是不利的。因此，要尽可能给自己的生活制定一些"抓手"，比如每天规律作息、下午3点做半小时运动等，这些生活中的小秩序能够帮助你面对绝大多数失控的情绪。

（2）控制信息摄入量、特别是负面信息的摄入：适当控制自己每天接收信息的时间，减少大量信息带来的心理负担。要学会甄别，选择靠谱的信息源（如新华社、央视新闻、人民日报等），关注权威的声音，不道听途说，减少杂音。当各种来源的最新资讯，已经让你产生了焦虑不安、疑惑倦怠的负性心理时，不妨先放下手机好好休息一阵。

（3）让生活充实一些：增加与家人或宠物的互动，选择自己感兴趣的休闲活动，如室内运动健身、看影视剧、听音乐、下厨烹饪、阅读、与亲友视频聊天等帮助自己放松。或者可以趁这个机会把一直想做但没时间做的工作或任务执行起来，等"出关"的时候，还可以收获一份成就感。

（4）找到让你感到安全的人或空间，多多表达自己真实感受：可以将自己的感受用文字、语言表达出来，对于稳定心理状态异常重要。当感受被语言化，被自己或安全的他人看见、理解和消化后，内心的混乱感就会消失，语言能够帮助体验到控制感。

# 7 家人、亲戚或邻居有病毒接触史，我们该怎么办

如果家人2周内有过武汉市旅行或居住史，或2周内曾经接触过新型冠状病毒肺炎疑似或确诊病人，需立即在家进行自我隔离，即刻对家人做出防护。防护包括戴口罩，避免分泌物的接触，包括吃饭用的杯子、碗筷都要单独使用，时刻记得勤洗手。

执行隔离措施之前，一定要跟家人讲清楚，让他知道这只是措施上的隔离，不是情感上的隔离，更不是"遗弃"，当他明白这些的时候，会更愿意接受这样的卫生隔离措施。这样做是为了他的健康，如若得病，家里人不会倒下去，有能力更多地照顾他，这是不得已而为之。当然在隔离的同时，家里人要注意有更好的交流，更多的情感关怀。

如果亲戚或邻居疑似罹患"新冠肺炎"，首先请冷静下来，回忆自己或家人是否曾与之有过接触或接近。如果有，请先进行自我隔离、观察。如果周边有人接触过，请友善地提醒他们，希望他们可以做好自我隔离，最近不要有任何往来。同时，通知相关社区、单位、学校进行环境消毒和防疫措施。同样地，在做这些隔离、消毒措施的时候，也要注意保护他们的自尊心，不要因为自己的一些言行伤害到他们，不要带着嫌弃、厌恶、歧视的态度，不去评价，不做判断，而是尊重、鼓励、支持和关怀。

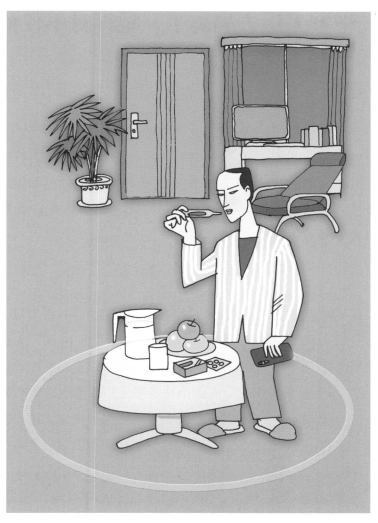

自我隔离，杜绝传染

沈天呈·绘

# 8 把家人送去隔离了，觉得对不住他，该怎么办

● ● ● ●

我的爱人从隔离区回来，看起来很健康，但我响应政府号召，将他报给社区，现在他被集中隔离观察了。我觉得很对不住他，万一隔离的人中有人确诊，他会不会被感染呢？他一个人该多无助、孤单、害怕啊？我真的很内疚，我觉得我出卖了亲人。

● ● ● ●

首先要坚信，你这样做是对的。从医学层面讲，新型冠状病毒感染后会有 3 ~ 7 天无症状潜伏期，最长可达 14 天，无症状潜伏期也有传染性，这是专业人员给出的科学结论。从法律层面看，《中华人民共和国传染病防治法》规定：在当地重大突发卫生事件一级响应开启后，拒绝隔离治疗或者隔离期未满擅自脱离隔离治疗的，可以由公安机关协助医疗机构采取强制隔离治疗措施。你把家人送去隔离，既是对他人负责，也是对亲人负责。

你对他的关心、内疚、担心都是正常的心理反应，你爱他，才会如此纠结。你要相信，他也是爱你的，也会理解你的做法；换做是你从隔离区回来，他也会这样做的。

虽然不能与隔离的亲人住在一起，但是可以利用很多方式保持与他联系，例如电话、微信、网络等。只要你们愿意，除了不能直接接触，你们可以 24 小时在一起。你还可以及时提供能够帮助缓解他心理压力的物品，比如，把那本买了一年都没有翻开的书通过工作人员送给他。特殊的时间里，他可以静静思考，也可以疯狂追剧，享受这难得的休养生息，这对他来说，也可能是一件好事呢！

## 9 成了不受欢迎的"来自隔离区的人"，该怎么办

随着疫情的进展和全国范围内扩散，来自隔离区的你是否已经开始隐隐担忧回到岗位或学校时变成"不受欢迎的人"？自己又该如何应对呢？

首先，做好可能被异样看待的心理准备，坦诚地与同事、同学、邻居等分享你在隔离区的经历和现况，不刻意回避或隐瞒，积极配合疫情相关后续工作的开展，从而缓和周围人的防御心理和行为。

其次，可以自我鼓励，告诉自己这是一段重要的经历，疫情得到控制也有自己的一份贡献，以积极主动的心态去化解怀疑和

不友好，相信大部分人都是怀抱善意的。

最后，尽快恢复日常生活的规律，注意个人身体健康状况和保健，根据个人情况考虑是否需要心理咨询或专业心理卫生工作者的帮助。

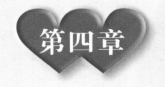

# 第四章

# 相信，

## 病魔疫情终退散

　　此时此刻，如果你或你的家人正受到病痛折磨，你的情绪可能焦虑和不安，或深感自责与恐惧。作为心理卫生工作者，我们想告诉你，这些情绪是人在应对应激下出现的一些自然反应。虽然没有经历过你所经历的事情，但我们仍然希望能在能力范围内提供帮助。

　　针对可能遇到的困惑，我们给出了一些相应的建议，以帮助病人和家属缓解情绪，共同努力战胜病魔！

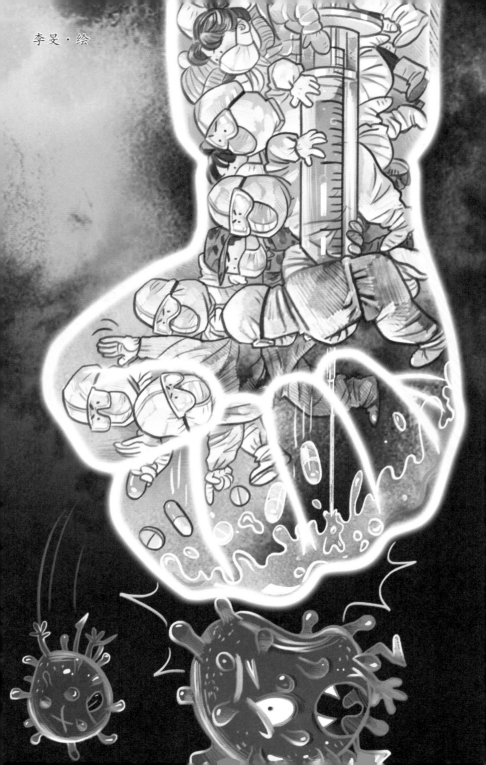

李旻·绘

# 1 家人患病被隔离治疗，我日夜担心，怎么办

（1）借助通信工具保持联系、学会倾听：尽管你无法陪伴在家人的身边，但在互联网时代，通讯工具可以轻松地让我们与被隔离的家属进行通话、语音或者视频。非常重要的一点建议是多倾听。每个人有自己悲伤的方式，而家人最需要的是倾听他们的感受，倾听他们的焦虑和低落，这会让家人减少孤单和无助的情绪。同时可以适时地回馈一些积极的正能量，鼓励家人勇敢、积极地与疾病作斗争。但是要注意的一点是，避免对他们的情绪反应做出过多个人的主观判断或过度解释。

（2）提供必要的支持：家人被隔离，或多或少存在着对物质的需求或精神方面被关怀的需求。我们尽量保障病人被隔离以后的食品、衣物等基本需求；同时需要注意对病人情感需求的敏感度，如果病情允许，提供一些基本的娱乐材料，比如书本、音乐、电影等，使得他们生活能更丰富一些。

（3）保持"恰如其分"的关心：在满足病人需求、不让他们觉得孤独无助的同时，需要对"关心"保持恰如其分的程度。过度的关心有时候反而会加剧病人内心的隐忧与不安。

（4）自我情绪管理：如果你本身的情绪比较低落，感到压力大甚至焦虑，建议先进行自我心理建设。可通过与家人、亲密朋

友等的聊天，释放自身的压力，同时获得社会支持。只有当自己的心理状况保持健康的情况下，才能为被隔离治疗的家人带去积极的信号。

（5）保持对极端情况的敏感度：可能会遇到比较极端的案例，比如当被隔离治疗的家人有情绪崩溃等迹象时，则要及时寻求卫生部门、医院或医护人员的帮助。

# 2 不能接受自己被感染的事实怎么办

被确诊为新型冠状病毒肺炎！这件事情无论对于谁而言都是一个晴天霹雳。你可能会想："不可能，不可能，为什么不幸的会是我？！"几乎对于所有人来说，这都是一件太难让人接受的事情，这样的反应是自然的。

在面临重大应激事件的时候，个体的反应会有以下四个时期：否认期、混杂情绪期、情绪整理和重新连接期、恢复期。在否认期，有的人会有一种做梦一样的不真实感，不知道发生了什么，不知道该如何反应，希望这一切都不是真的，或处在一种麻木、游离状态，也有人表现为情绪崩溃、哭泣呼喊。这些都是在面对无法应对的重大事件时，机体自动出现的否认和逃避反应，也是一种人体自我保护机制。

　　建议此时先找一个让自己感觉安全、有倚靠的地方坐下，深呼吸，稍微冷静后给自己最亲近、最信赖的人打个电话，告诉他你的情况，告诉他们此时你需要他们的支持！待心态稍微平复后，积极配合医护人员的检查、隔离以及治疗等安排。

　　否认期之后，接下来要面对的可能就是各种各样的不良情绪，对疾病的焦虑和恐惧，对他人的愤怒和不满、无助感和绝望感等，这需要耗费很多的能量和精力。建议此时尽快与家人和朋友联系，找到让自己信赖和可以倾诉的对象，尽早得到他们的帮助和支持，获得更多一点的安全感。

## 3 如何应对患病后被隔离治疗的日子

　　"隔离"这件事情对普通人而言其实非同寻常，无论是疑似病人还是确诊病人，面对陌生的、充满消毒药水味的环境，面对整天穿着隔离衣的医生、封闭的病房，孤立无援的恐惧感扑面而来。要知道，此时的慌张、不知所措、恐惧都是正常的心理反应，不要试图去压制它、强装镇定；相反，不良的情绪需要得到表达和理解。此时，通过通信工具向家人倾诉，或者向医护人员寻求心理援助都是积极的举措，从他人身上获得力量可以增强治疗的信心。

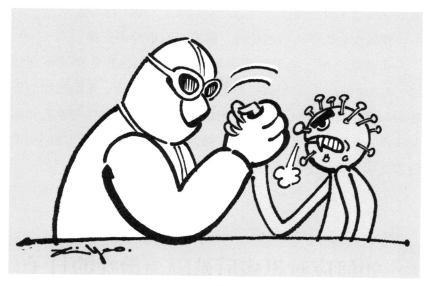

一定会赢

郑辛遥·绘

被隔离的人通常会非常思念自己的亲人，总想着还有很多的事没有做，还有很多话没有跟亲人说。而隔离在外面的亲人也会有类似的心情，亲人往往有很多事情想为他们做，却使不上劲。在这种情况下，我们特别建议，即使是隔离在医院的确诊病人或疑似病人，都要有畅通的渠道与亲朋好友在情感上进行交流。

# Tips

## 特殊日记

病情允许的时候，可以做一些让自己安静下来的事情，比如简短地写个小日记，记录下自己当下的情绪、想法，将来可能是一份难得的回忆。

被隔离的病人承受着疾病带来的压力，会担心病情严重，担心剩下的日子不多了，胡思乱想是常见的情况。这时候需要及时与医护人员沟通，了解自己身体的实际状况。在焦虑恐惧的心情下自行评估的病情常常重于实际的病情。所以，了解实际情况才不会过度恐惧。

此外，还可以与和自己一起并肩作战、对抗病毒的病友多沟通，互相鼓励与倾诉，互相支持和帮助，多找到一份温暖和信心。当你在鼓励和帮助他人的时候，也具有了助人者的角色，这也有助于增强心理韧性。

必要的时候，可以向隔离区配备的心理卫生工作者求助，或拨打全国的心理援助热线，或向当地政府公布的相关救助热线等寻求心理援助。

# 4 我把疾病传染给了家人，非常自责，怎么办

在这种情况下，家人之间不要相互谴责，或将原因归咎于某个特定的人。所有的感染者都是疾病的受害者，没有人会有意去伤害自己的亲人。

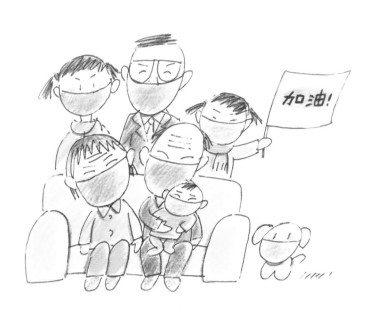

**全家扶持，共渡难关**

陈明·绘

如果作为当事人，病人还是会有时不时的自责感、对家人的愧疚感，那么，可以把这份愧疚在合适的时候表达出来，以取得家人的谅解。你之所以感觉自责，是因为他们全部都是你最爱的家人，可能是你的长辈，抑或是你的儿女；要相信家人对你最深沉的爱和关心，相信家人不会苛责，全家人需要相互扶持，共渡难关！

作为病人，要积极获取医学权威观点，跟进疫情防控进展、病情的治疗和控制情况，不要过早给自己和家人非常糟糕的预设。要知道，结果往往没有你想的那么糟糕，对自己多一分宽容，节省自己的能量，将其用于应对家庭要面对的困难。

如果，只是如果，你的家人确实因为疾病造成了严重的后果，也希望你不要把伤痛隐藏起来，要积极寻求心理救援服务，精神科医生和心理治疗师会尽自己的能力帮你缓解痛苦。

# 5　如何从失去亲人的痛苦中走出来

在这场大疫当中，必定会有人面临丧失亲人的痛苦。一般来说，丧亲之痛可以持续 6 周、数月甚至更长时间，没有固定的时间期限。在这种时候，安慰可能会显得很苍白。

目前，心理卫生工作者的共识是：对待丧亲之痛，我们可以做的是直面接近它，而不是试图去逃避和压抑；向亲朋好友说出自己的痛苦，而不是假装它没有发生，是治愈的最好方式。

强迫自己快速恢复正常的冲动，只能适得其反。强装自己已经恢复正常（我们中的部分人是这么做的），反而会有格格不入的感觉。

对某些人来说，丧亲之痛也许永远无法如我们希望的那样完全消失，但也许并不需要太担心。缅怀亲人是生活中不可或缺的一部分，正因为如此，我们才是活生生的人，有着凡胎肉体、食得人间烟火的人。

可以采取一些习惯的方式去哀悼亲人，如整理亲人的遗物、规整亲人的照片、写日记、为亲人献花和祭拜、完成亲人的遗愿等。

只有当我们把这些情绪好好宣泄出来，把对亲人的记忆好好梳理以后，才会安心地继续上路。作为生者，会带着逝去亲人对我们的祝福继续生活下去，也会为了在世的亲人好好地生活下去！

当然，如果丧亲的悲伤情绪持续 6 个月以上依然没有缓解，并且出现了持续的睡眠、饮食困难，出现工作生活能力下降，甚至出现轻生想法，还是要积极寻求专业人员的帮助。

#  我被隔离治疗了，孩子也要居家观察，该如何向孩子解释

●　●　●

在疫情面前，孩子不能理解为什么不能去游乐场？为什么不能去吃冰淇淋？为什么就连平时天天去的公园也不能去了？更不能理解隔离是什么意思，父母为什么会被隔离？孩子们会想：是不是他们做了坏事被警察抓走了？如果告诉孩子疫情很严重，他会担心害怕，胡思乱想；如果不和他解释清楚，又很难让他配合。

●　●　●

对于大孩子，可以直接向孩子描述疫情的由来，父母为何需要隔离。小孩子不能理解这么抽象的过程。可以用讲故事的形式告诉孩子。

同时，用视频让孩子与被隔离的爸爸妈妈或其他小朋友联系，让孩子知道，大家都很好，只是需要等病毒消失才能见面。

# Tips

## 可以说给小孩子听的战疫故事

兔妈妈经常带小兔子去公园，公园里有很多的小伙伴，有小熊啊、小猫呀、小狗呀、小狐狸呀，大家喜欢在一起唱歌、一起跳舞、一起捉迷藏，好朋友们在一起真开心啊（让孩子回忆与小朋友在一起开心的情景）！

可是有一天，兔妈妈不让小兔子出门了。兔妈妈告诉小兔子，有一种叫做"病毒"的小东西，用眼睛看不见，却能跳到小朋友身上，让小朋友们生病（可以让孩子回忆一下感冒发热时候的不舒服，以及还要吃药打针）。

这些病毒很狡猾，它们会到公园、游乐场、车站等人多的地方找小朋友，小朋友都要躲在家里，不要让病毒找到。兔爸爸最近去过人多的地方，顽皮的病毒就有可能藏在爸爸身上，像飘落在身上的蒲公英一样，被兔爸爸带回家。兔爸爸为了不让病毒找到小兔子，就需要在外面住一段时间，如果2周后病毒都找不到小朋友，它就会消失不见了，那时兔爸爸就可以回家和小兔子团聚了。

现在宝宝的爸爸妈妈也遇到了那些顽皮的病毒，所以要等到病毒消失以后，才能回来和宝宝玩。我们一起等爸爸妈妈回家，好不好？

**康复后的病人如何回归社区生活**

（1）自己帮自己的忙：避免、减少或调整压力源，比如避免接触道听途说或刺激的信息；降低紧张度，和安全、有耐心的亲友谈话，或找心理专业人员协助；太过紧张、担心或失眠时，可寻求精神科医生帮助，适当服用抗焦虑药、助眠药；不要孤立自己，多和朋友、亲戚、邻居、同事或心理辅导团体的成员保持联系，和他们谈谈自己的感受；规律饮食，规律作息，适当运动，照顾好身体；学习放松技巧，如听音乐、打坐、瑜伽、太极拳或肌肉放松技巧。

（2）亲友可帮的忙：关注康复者的情绪，对他的情绪有所了解及接受；尊重他复原的步伐，不要急于帮助他恢复"正常的"情绪；提供安全协助（包括资源、信息）；协助康复者评估问题，找出适当解决方式；协助康复者避免过度反应，如躁动、自伤行为、酗酒等，若出现这些情况，协助其找专业人员处理。

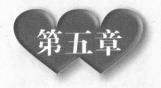

# 第五章

# 同心，

## 众志成城渡难关

　　既不是医务人员或病人，也没在隔离区，疫情面前你恐慌吗？在不知道疫情会持续多久的煎熬中，你会如何反应，又将如何应对？疫情影响的不仅仅是个人，还有家庭和整个社区。作为其中的一员，你该如何调整自己，又将如何安慰身边的家人和朋友？

　　本章节针对普通民众进行心理调适，希望能够帮助到每一位普通人。让我们一起调整心态，沉着冷静，积极乐观地面对。越是在关键时刻，越是要独立思考：在疫情面前不恐慌！

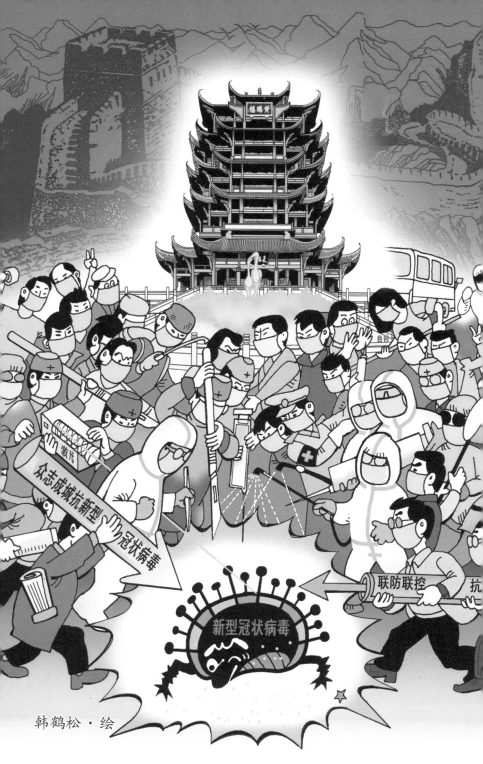

韩鹤松·绘

# 1 这次疫情暴发对普通人有哪些影响

　　新型冠状病毒肺炎疫情蔓延范围广，持续时间难以预测，这切切实实地影响到了每一个人。按照影响范围分类可以分为：个人，家庭和社区。

　　对个人来说，会影响到日常生活、工作和学习。为了控制疫情，要减少人口流动，专家呼吁大家尽量留在家中不要外出，减少接触传染源。这势必影响到每个人的日常生活：包括正常的上班、上学和走亲访友。每天待在家里确实很难受，对很多人来说会觉得无聊、寂寞，甚至一下子无所适从。

　　对家庭来说，所有的外出计划都被取消，全部活动场所仅限于家里狭小的空间，如果没有充分的自我调适能力，那么在这段不能外出的日子里，家庭成员可能产生烦躁和紧张情绪，也可能会增加一些家庭冲突。

　　对整个社区来说，为了有效防止疫情的传播，社区内的互动减少，也可能有社区成员就医，或被隔离，社区会显得寂寥、活力下降。但在特殊时期，普通大众作为社区的一员，需要全力配合社区的工作。配合就是我们最大的社会责任，也是我们对国家最大的支持！

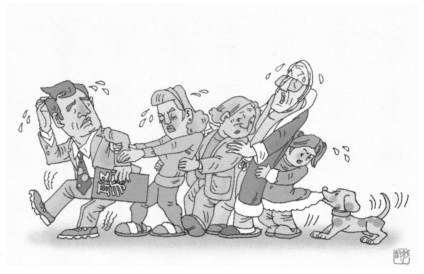

不要出去添乱

钱幼树·绘

# 2 特殊时期，如何利用家庭资源来获得支持

特殊时期，也成为了一段难得的、可以和家人待在一起的时光，我们可以好好珍惜和利用与亲人团聚的时光。

（1）觉察韧力：每个人和家庭都具有一种面对生命中的变化、从困境中站起来、变得更加强壮、更有运用资源的能力，是人战胜困境的内在力量（韧力）。这种内在力量使得个体在面对危机和挑战时，能够从危机中寻找力量、找到方向、学习应对与适应，为自己的生命负责，并付出爱。家是养育我们地方，家庭成员间因互惠的情感依恋和忠诚联结在一起，遇到困境的时候，家是我们最大的支撑。

因此，建议大家好好利用这段特殊的居家日子，放下手机，与家人聊天，好好与父母、与爱人、与孩子谈谈心，谈谈这些年来家庭生活中的变化、对对方的期待，谈谈自己内心的想法、对未来的憧憬和打算；想想每一位家庭成员在某个方面的擅长，彼此欣赏，共同回忆一下在生命历程中的那些艰难时刻，是什么帮助你们度过的。

（2）挖掘资源：尝试从家庭的生活历程中获得宝贵的资源，可以帮助我们面对困境。比如想一想你的父亲或母亲给你的最重要的建议是什么？你的父亲或母亲对你说过或做过最好的事情是什么？家庭成员对患病及患病过程的看法如何？家庭是否是一个彼此联接和互相支持的系统？家庭系统的有效运作，能够帮助我们成功地度过危机。

（3）积极关注：每个家庭系统都已经具备了解决其自身问题所需要的资源，只是原有的资源没有很好地被挖掘和利用。我们可以把关注的视角放在积极的资源上，讨论不同的可能性，发掘愿望和梦想，寻找更积极的目标。

因此，建议利用这个时间去采访父母，也许会得到意想不到的收获。比如：父母最喜欢做的事是什么？最喜欢看的书、最要好的朋友、最喜欢听的歌、最感得意的事、最大的遗憾、最大的愿望是什么？他们最希望你将来成为一个怎样的人？诚实看待父母，客观地去了解、认识、理解他们，爱要感谢、恨要处理，在寻找父母的过程中发现并接纳自己。

好好利用这个难得的机会吧！与家人面对面交流、彼此联结，走一趟重要的成长之旅！

# 3 面对每天增加的病例数字，感到恐慌怎么办

发达的通讯和网络信息一方面是资源，使我们可以足不出户就获得大量第一手资讯，了解疫情最新进展、如何进行预防等。然而，网络和微信资讯太丰富，我们更要学会适度甄选，尽量选择权威报道，过滤无用的和毫无公信力的报道，警惕谣言，在爆炸式的网络信息中增强自己的判断力。

在疾病的高峰期，病例数字每天都会增加，看到数字一天天攀高，普通人感到恐慌是正常的。这些数据也在科学地告诉我们危险还在，不能掉以轻心，需要继续做好防控工作。

看到数据恐慌时，首先要接纳自己的恐慌，允许自己恐慌。每个人都害怕死亡，恐慌本身就是身体的一种真实应激反应，要接纳自己的害怕和担心。

这时候，寻找一下身边有没有可以信任的人，可以去倾诉自己的恐慌，和自己的家人或朋友谈论一下自己的恐慌和对死亡的恐惧，看看能不能通过交谈来缓解这些负面情绪。

如果还不能缓解，目前网络上有很多官方免费的心理热线，在家里拿起电话就可以拨打和寻求专业人士的帮助。

很重要的一点，不要一直盯着数据，可以规定自己一天看几次，看的目的是了解最新动态，不是为了吓唬自己。

## 4　明明没有感染，为什么心慌、胸闷、出汗甚至发热

疫情带来的心理压力也会使身体发生相应的"动员"反应。心理压力会调动呼吸、心血管、内分泌和免疫等系统发生一系列变化，以应对生存威胁，在短期内更好地进行"战斗"或者"逃跑"。因此，这种身体的反应也是本能反应。事实上，当压力过大时，身体的每一个器官几乎都会有反应，每个人的"脆弱器官"不同，因而不同的人可能对压力有不同的身体反应。

心血管系统、呼吸系统、消化系统变化最为常见。不少人在压力面前会有心慌、血压升高和心率加快、胸闷，甚至胸痛、呼吸急促、呼吸不畅等感觉；消化系统方面，口干、吃不下东西、腹泻、腹痛、腹胀、打嗝等，都有可能发生；神经系统方面，可能表现为手抖、头晕或头痛，或者"大脑一片空白"，过于紧张的情况下甚至有人会晕倒；有的人会皮肤阵发性出汗、面色苍白或潮红、起鸡皮疙瘩，甚至出现荨麻疹（风团）、皮肤瘙痒。

其他常见的身体反应还可能有泌尿-生殖系统的症状，如频繁上厕所小便、月经失调、性欲缺乏等。失眠也是压力下经常出现的情况，可以表现为入睡困难和频繁醒来。

在我们的身体内部，还有内分泌系统的动员，引起多种应激激素释放，使血糖升高。

有些过于紧张的人甚至会出现低热，我们曾接触不少因为紧张，总感到低热而来就诊的人。当相关检查显示均正常，排除感染后，他们心里的一块大石头落地，随即体温也恢复正常。有人出于恐慌、肌肉紧张、动作增多，就会感到体温升高，大量饮水，出汗、排尿增加，会强化自己的"病感"。不夸张地说，有些紧张是我们的情绪、行为与身体之间形成恶性循环，自己"作"出来的。

一般情况下，上述身体的反应是一过性的，医学上称之为"心身反应"，当心理压力解除以后身体的反应就会消失。但是如果心理压力过于剧烈，或者持续时间过长，则可能发展为不可逆的疾病，这时候就被称为"心身疾病"，如应激性溃疡、高血压、糖尿病等。有的个体本来就有这些基础性的疾病，压力状态下会使症状控制变得困难，比如在临床上可以看到高血压病人在焦虑的情况下，联合使用三种降压药都不能很好地控制血压。

当然，在心理压力下如果感到身体不适，首先还是要积极进行医学检查，排除是否有潜在的躯体问题，不可想当然地认为就是"心身反应"。

# 5 在特殊时期，如何安慰家人朋友

在疫情面前，每个人都会发生一些变化，尤其是心理上的变化：紧张，害怕和恐慌，这些都是正常的反应，不要去否认和拒绝。倾听家人和朋友的诉说，接纳和允许各种情绪反应，不要把自己的人生价值观强加于他人。

安慰家人和朋友的时候多使用开放式提问方式，鼓励对方多说、多表达，比如听到对方说很害怕，你可以这样回应："你说你很害怕，可以多说说你在害怕什么吗？"如果听到对方说很担心，你也可以这样回应："听起来你很担心，你可以多说说你

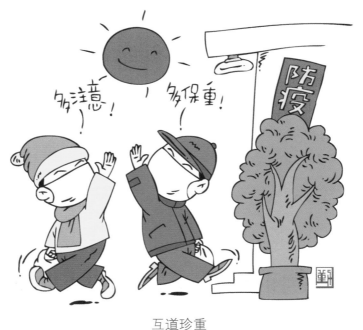

互道珍重

邹勤·绘

在担心什么吗？"这样的回应会在情感上给予对方很大的支持和接纳。

　　安慰的时候注意要少说、多听，对方这个时候可能不需要听太多的大道理，这个时候理解和陪伴很重要。如果让对方感受到了你的理解和接纳，那么你的安慰工作可以说已经成功了一大半。

**疫情期间，如果生了其他疾病该怎么办**

疫情期间生病确实会令人很紧张，会觉得自己的病生得不是时候，甚至还会内疚自责，怕给家人拖后腿。

这种心理要正确对待和处理。首先，生病了不要害怕，要理智对待，千万不要自己吓唬自己。

可以先根据常识判断一下自己的病属于哪一类。如果自己可以大致判断，就如往常一样应对，比如多休息、多喝水，必要时咨询医生后服用家里的常备药。

如果自己不能判断，又不太方便去医院，可以先下载网络看病的应用程序，通过网络找医生咨询。近期，有些医院和医生个人开设了网上公益咨询热线，专门为疫情中不方便出门的大众提供医疗服务。

如果病情没有好转，或者网络医生都建议去医院，也不用惊慌。很多医院已经出台了疫情期间门诊服务的应急方案，出台了预约、错峰、测温、消毒等一系列措施，满足病人就诊的实际需要。出门时，要做好防护措施、安全出行，尽量减少被感染的概率。

别忘了，你身边还有家人和朋友，遇事不慌张、多找人商量。

#  如何帮助家里老年人渡过特殊时期

虽然绝大多数老年人能够坦然面对，积极配合防控工作，但有的老年人由于认知能力下降，加之信息渠道不如年轻人丰富、畅通，也会出现不同程度的不良心理表现，具体有：有的存在侥幸心理，固执地认为疫情不会波及自己，不听劝阻；有的疑虑过度，忧心忡忡，整天提心吊胆、注意力狭窄，每时每刻盯着负面消息，稍有不适就认为被传染了；有的情绪不稳，稍有不顺就大发雷霆；有的孤单无助，不停地唠叨、打电话。

面对疫情，老年人往往是脆弱的。《新型冠状病毒感染的肺炎诊疗方案（试行第四版）》中指出，"人群普遍易感，老年人及有基础疾病者感染后病情较重"，加之新闻报道也时常提及危重病例及死亡病例中，老年人居多，这对老年人的心理会造成很大冲击。

帮助老年人顺利渡过特殊时期，我们可以做的有很多。

（1）尽可能陪伴老人，主动与家里老人联系，主动询问老人的身体状况、睡眠饮食情况，以及精神状态；主动向老人报平安；耐心听老人唠叨。

（2）积极与老人沟通，晓之以理，动之以情，以开放诚恳的态度，耐心解释疫情的发展过程，防控的必要性；认真倾听老人对疫情的看法。

（3）主动向老人传达辟谣信息，积极与老人讨论谣言不实之处，启发老人审视谣言，不批评、不嘲笑、不讽刺老人。

（4）鼓励老人多看好消息，主动向老人分享有利信息，强调治愈率，特别是老年人治愈出院的信息。

（5）鼓励老人规律生活，多听听音乐，多聊聊天；陪老人在家跳跳舞，唱唱歌，做一些放松的活动。

（6）引导老人及时寻求帮助，并提供可获得帮助的正规渠道。

# 8 作为社会的一员，怎么做才能为抗疫出力

一场突如其来的疫情，一场席卷全国的抗疫攻坚战，更是显现了人间百态。有的人无视自己和他人的健康，我行我素；有的人趁机哄抬物价，谋取私利；有的人传播不实消息，扰乱人心。

然而在与疫情抗争的"战斗"中，我们更看到，以钟南山院士为代表的不畏生死、救死扶伤的"中国精神"；以全力以赴建设武汉火神山医院为代表的"中国速度"；以从上到下、一呼百应共防疫情为代表的"中国优势"；以各方人士开展多种救助活动为代表的"中国大爱"。

正所谓"危难之时显真情，危难之处显正义"，我们在感慨民族精神、增强自信的同时，更应清醒地看待当前的形势，减少人员流动，加强自我防护，为社会分忧解难，这才是真正的务实精神。作为社会的一员，在这一特殊时期，更应强化四种意识。

一是强化危机意识。要主动获取官方媒体的相关信息，认清防治疫情的形式，不能盲目乐观，更不能心存侥幸心理。

二是强化主人翁意识。小家平安，大家才平安。在预防疫情上，要化被动为主动，不是国家让你做什么你就做什么，而是要把自己视为主人，身体力行，主动做好自我预防，减少对社会的影响。同时，力所能及地宣传、提升亲朋好友的自我防范意识，影响和带动周围一帮人。

三是强化自我疏导意识。危机不只影响身体，也会影响我们的情绪，我们要在有条不紊安排好特殊时期生活的基础上，注意自我心理疏导，保持乐观心态，处理好负向情绪。

四是强化稳定的意识，面对当前的疫情，各种渠道的消息五花八门，我们要以科学客观的态度对待，去伪存真，不随波逐流，不过度囤积物资，不传播不实的消息，不过度恐慌，做一个自信乐观的人。

让我们每个人都成为小家庭的定海神针，从而充分发挥家庭稳定器的作用。

面对疫情，我们需要拥有一份坚强；

面对疫情，我们需要坚定一种信念；

面对疫情，我们需要撒播一份关爱。

让我们一起加油！

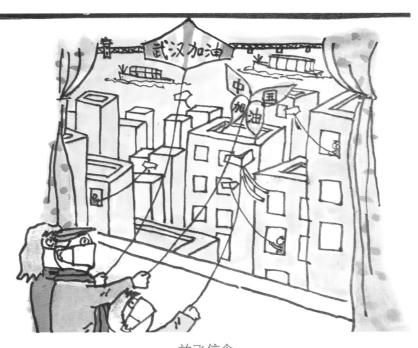

放飞信念

谢振强·绘

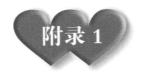

# 新型冠状病毒感染的肺炎疫情
# 紧急心理危机干预指导原则
## （国家卫生健康委员会）

本指导原则应当在经过培训的精神卫生专业人员指导下进行实施。

## 一、组织领导

心理危机干预工作由各省、自治区、直辖市应对新型冠状病毒感染的肺炎疫情联防联控工作机制（领导小组、指挥部）统一领导，并提供必要的组织和经费保障。

由全国精神卫生、心理健康相关协会及学会发动具有灾后心理危机干预经验的专家，组建心理救援专家组提供技术指导，在卫生健康行政部门统一协调下，有序开展紧急心理危机干预和心理疏导工作。

## 二、基本原则

（一）将心理危机干预纳入疫情防控整体部署，以减轻疫情所致的心理伤害、促进社会稳定为前提，根据疫情防控工作的推进情况，及时调整心理危机干预工作重点。

（二）针对不同人群实施分类干预，严格保护受助者的个人隐私。实施帮助者和受助者均应当注意避免再次创伤。

## 三、制定干预方案

（一）目的

1. 为受影响人群提供心理健康服务；

2. 为有需要的人群提供心理危机干预；

3. 积极预防、减缓和尽量控制疫情的心理社会影响；

4. 继续做好严重精神障碍管理治疗工作。

（二）工作内容

1. 了解受疫情影响的各类人群的心理健康状况，根据所掌握的信息，及时识别高危人群，避免极端事件的发生，如自杀、冲动行为等。发现可能出现的群体心理危机苗头，及时向疫情联防联控工作机制（领导小组、指挥部）报告，并提供建议的解决方案。

2. 综合应用各类心理危机干预技术，并与宣传教育相结合，提供心理健康服务。

3.培训和支持社会组织开展心理健康服务。

4.做好居家严重精神障碍患者的管理、治疗和社区照护工作。

（三）确定目标人群和数量

新型冠状病毒感染的肺炎疫情影响人群分为四级。干预重点应当从第一级人群开始，逐步扩展。一般性宣传教育要覆盖到四级人群。

第一级人群：新型冠状病毒感染的肺炎确诊患者（住院治疗的重症及以上患者）、疫情防控一线医护人员、疾控人员和管理人员等。

第二级人群：居家隔离的轻症患者（密切接触者、疑似患者），到医院就诊的发热患者。

第三级人群：与第一级、第二级人群有关的人，如家属、同事、朋友，参加疫情应对的后方救援者，如现场指挥、组织管理人员、志愿者等。

第四级人群：受疫情防控措施影响的疫区相关人群、易感人群、普通公众。

（四）目标人群评估、制定分类干预计划

评估目标人群的心理健康状况，及时识别区分高危人群、普通人群；对高危人群开展心理危机干预，对普通人群开展心理健康教育。

（五）制定工作时间表

根据目标人群范围、数量以及心理危机干预人员数，安排工作，制定工作时间表。

## 四、组建队伍

（一）心理救援医疗队

可单独组队或者与综合医疗队混合编队。人员以精神科医生为主，可有临床心理工作人员和精神科护士参加。有心理危机干预经验的人员优先入选。单独组队时，配队长1名，指派1名联络员，负责团队后勤保障和与各方面联系。

（二）心理援助热线队伍

以接受过心理热线培训的心理健康工作者和有突发公共事件心理危机干预经验的志愿者为主。在上岗之前，应当接受新型冠状病毒感染的肺炎疫情应对心理援助培训，并组织专家对热线人员提供督导。

## 五、工作方式

（一）由精神卫生、心理健康专家及时结合疫情发展和人群心理状况进行研判，为疫情联防联控工作机制（领导小组、指挥部）提供决策建议和咨询，为实施心理危机干预的工作人员提供专业培训与督导，为公众提供心理健康宣传教育。

（二）充分发挥"健康中国""12320"省级健康平台、现有心理危机干预热线和多种线上通信手段的作用，统筹组织心理工作者轮值，提供每天 24 小时在线服务，及时为第三级、第四级人群提供实时心理支持，并对第一、二级人群提供补充的心理援助服务。

（三）广泛动员社会力量，根据受疫情影响的各类人群的需求和实际困难提供社会支持。

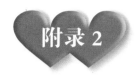

# 针对不同人群的心理危机干预要点

## （附录1的原附件）

......

## 一、确诊患者

### （一）隔离治疗初期

**心　态**

麻木、否认、愤怒、恐惧、焦虑、抑郁、失望、抱怨、失眠或攻击等。

**干预措施**

1. 理解患者出现的情绪反应属于正常的应激反应，作到事先有所准备，不被患者的攻击和悲伤行为所激怒而失去医生的立场，如与患者争吵或过度卷入等。

2. 在理解患者的前提下，除药物治疗外应当给予心理危机干预，如及时评估自杀、自伤、攻击风险、正面心理支持、不与患者正面冲突等。必要时请精神科会诊。解释隔离治疗的重要性和必要性，鼓励患者树立积极恢复的信心。

3.强调隔离手段不仅是为了更好地观察治疗患者，同时是保护亲人和社会安全的方式。解释目前治疗的要点和干预的有效性。

**原　　则**

支持、安慰为主。宽容对待患者，稳定患者情绪，及早评估自杀、自伤、攻击风险。

（二）隔离治疗期

**心　　态**

除上述可能出现的心态以外，还可能出现孤独，或因对疾病的恐惧而不配合、放弃治疗，或对治疗的过度乐观和期望值过高等。

**干预措施**

1.根据患者能接受的程度，客观如实交代病情和外界疫情，使患者作到心中有数；

2.协助与外界亲人沟通，转达信息；

3.积极鼓励患者配合治疗的所有行为；

4.尽量使环境适宜患者的治疗；

5.必要时请精神科会诊。

**原　　则**

积极沟通信息、必要时精神科会诊。

## （三）发生呼吸窘迫、极度不安、表达困难的患者

**心 态**

濒死感、恐慌、绝望等。

**干预措施**

镇定、安抚的同时，加强原发病的治疗，减轻症状。

**原 则**

安抚、镇静，注意情感交流，增强治疗信心。

## （四）居家隔离的轻症患者，到医院就诊的发热患者

**心 态**

恐慌、不安、孤独、无助、压抑、抑郁、悲观、愤怒、紧张，被他人疏远躲避的压力、委屈、羞耻感或不重视疾病等。

**干预措施**

1.协助服务对象了解真实可靠的信息与知识，取信科学和医学权威资料；

2.鼓励积极配合治疗和隔离措施，健康饮食和作息，多进行读书、听音乐、利用现代通信手段沟通及其他日常活动；

3.接纳隔离处境，了解自己的反应，寻找逆境中的积极意义；

4.寻求应对压力的社会支持：利用现代通信手段联络亲朋好友、同事等，倾诉感受，保持与社会的沟通，获得支持鼓励；

5.鼓励使用心理援助热线或在线心理干预等。

### 原　则

健康宣教，鼓励配合、顺应变化。

## 二、疑似患者

### 心　态

侥幸心理、躲避治疗、怕被歧视，或焦躁、过度求治、频繁转院等。

### 干预措施

1.政策宣教、密切观察、及早求治；

2.为人为己采用必要的保护措施；

3.服从大局安排，按照规定报告个人情况；

4.使用减压行为、减少应激。

### 原　则

及时宣教、正确防护、服从大局、减少压力。

## 三、医护及相关人员

### 心　态

过度疲劳和紧张甚至耗竭，焦虑不安、失眠、抑郁、悲伤、委屈、无助、压抑、面对患者死亡挫败或自责；担心被感染、担心家人、害怕家人担心自己；过度亢奋，拒绝合理的休息，不能很好地保证自己的健康等。

**干预措施**

1.参与救援前进行心理危机干预培训，了解应激反应，学习应对应激、调控情绪的方法。进行预防性晤谈，公开讨论内心感受；支持和安慰；资源动员；帮助当事人在心理上对应激有所准备。

2.消除一线医务工作者的后顾之忧，安排专人进行后勤保障，隔离区工作人员尽量每月轮换一次。

3.合理排班，安排适宜的放松和休息，保证充分的睡眠和饮食。尽量安排定点医院一线人员在医院附近住宿。

4.在可能的情况下尽量保持与家人和外界联络、交流。

5.如出现失眠、情绪低落、焦虑时，可寻求专业的心理危机干预或心理健康服务，可拨打心理援助热线或进行线上心理服务，有条件的地区可进行面对面心理危机干预。持续2周不缓解且影响工作者，需由精神科进行评估诊治。

6.如已发生应激症状，应当及时调整工作岗位，寻求专业人员帮助。

**原　则**

定时轮岗，自我调节，有问题寻求帮助。

# 四、与患者密切接触者（家属、同事、朋友等）

## 心　态

躲避、不安、等待期的焦虑；或盲目勇敢、拒绝防护和居家观察等。

## 干预措施

1. 政策宣教、鼓励面对现实、配合居家观察；
2. 正确的信息传播和交流，释放紧张情绪。

## 原　则

宣教、安慰、鼓励借助网络交流。

# 五、不愿公开就医的人群

## 心　态

怕被误诊和隔离、缺乏认识、回避、忽视、焦躁等。

## 干预措施

1. 知识宣教，消除恐惧；
2. 及早就诊，利于他人；
3. 抛除耻感，科学防护。

## 原　则

解释劝导，不批评，支持就医行为。

## 六、易感人群及大众

### 心　态

恐慌、不敢出门、盲目消毒、失望、恐惧、易怒、攻击行为和过于乐观、放弃等。

### 干预措施

1.正确提供信息及有关进一步服务的信息；

2.交流、适应性行为的指导；

3.指导不歧视患病、疑病人群；

4.提醒注意不健康的应对方式（如饮酒、吸烟等）；

5.指导自我识别症状。

### 原　则

健康宣教，指导积极应对，消除恐惧，科学防范。

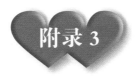

# 附录 3

# 防控疫情之自我防护小贴士

| 项　目 | 细　目 | 内　　容 |
|---|---|---|
| 居家防护 | | （1）增强卫生健康意识，适量运动、保障睡眠、不熬夜，可提高自身免疫力<br>（2）保持良好的个人卫生习惯，咳嗽或打喷嚏时用纸巾掩住口鼻，经常彻底洗手，不用脏手触摸眼睛、鼻或口<br>（3）居室多通风换气并保持整洁卫生<br>（4）尽可能避免与有呼吸道疾病症状（如发热、咳嗽或打喷嚏等）的人密切接触，避免多人聚会<br>（5）外出回到家中先摘掉口罩，换下外套。马上洗手消毒。经常触摸的手机和钥匙等需要消毒。钥匙等可使用消毒湿巾或 75% 酒精擦拭，手机消毒见后<br>（6）坚持安全的饮食习惯，食用肉类和蛋类要煮熟、煮透<br>（7）密切关注发热、咳嗽等症状，出现此类症状一定要及时就近就医 |

（续表）

| 项 目 | 细 目 | 内 容 |
|---|---|---|
| 外出防护 | 一般外出 | （1）外出时正确佩戴一次性医用口罩。尽量不乘坐公共交通工具，建议步行、骑行或乘坐私家车、班车上班。如必须乘坐公共交通工具时，务必全程佩戴口罩。途中尽量避免用手触摸车上物品<br>（2）避免在未加防护的情况下与农场牲畜或野生动物接触<br>（3）保持工作场所室内不断的通风换气；在人多的地方，如商场、公交车、地铁和飞机内等，可佩戴口罩<br>（4）咳嗽、打喷嚏时，用纸巾或衣袖或屈肘将鼻完全遮住；将用过的纸巾立刻扔进封闭式垃圾箱内；咳嗽、打喷嚏后，用肥皂和清水或含酒精洗手液清洗双手<br>（5）尽量避免到人多拥挤和空间密闭的场所，如必须去，要佩戴口罩 |
| | 到生鲜市场采购 | （1）接触动物和动物产品后，用肥皂和清水洗手<br>（2）避免触摸眼、鼻、口<br>（3）避免与生病的动物和病变的肉接触<br>（4）避免与市场里的流浪动物、垃圾废水接触 |
| | 就医防护 | （1）如果接触者出现症状，要提前选择有发热门诊的定点医院<br>（2）前往医院的路上，以及就医全程应该佩戴口罩 |

（续表）

| 项　目 | 细　目 | 内　容 |
|---|---|---|
| 外出防护 | 就医防护 | （3）避免搭乘公共交通工具，应该呼叫救护车或者使用私人车辆运送病人，如果可以，路上打开车窗<br>（4）应时刻保持呼吸道卫生和进行双手清洁。在路上和医院站着或坐着时，尽可能远离其他人（至少1米）<br>（5）就医时，应如实详细讲述患病情况和就医过程，尤其是应告知医生近期的武汉旅行和居住史、肺炎患者或疑似患者的接触史、动物接触史等 |
| 如何进行手机的清洁 | | （1）平时在使用手机时，最好远离餐桌、卫生间等易沾染细菌的地方<br>（2）不要边吃东西边玩手机<br>（3）购买手机清洁剂，将清洁剂均匀地喷在手机屏幕上并擦净<br>（4）保持手机屏幕干净，可以为手机加外套，经常清洁和更换<br>（5）接口处的灰尘，可使用清洁单反相机镜头的镜头刷或吹气球进行清洁<br>（6）如果你平时有为手机配上保护壳的习惯，那么也把保护壳一并进行清洁 |

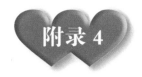

# 附录 4

# 防控疫情之如何洗手

专家推荐"七步洗手法",步骤如下。

（1）掌心搓掌心。

（2）两手心相对,手指交错掌心搓掌心。

（3）一手掌放另一手手背上面,手指交错,掌心搓手背,两手互换。

（4）两手互握,互擦指背,两手互换。

（5）用一手的手指尖摩擦另一手的手心,两手互换。

（6）一手握住另一只手的拇指,拇指在掌心中转动。两手互换。

（7）一手握住另一只手的腕部、前臂旋转揉搓,直至肘部。两手交替进行。

需要注意的是：①每个步骤至少来回洗 5 次。②尽可能使用专业的洗手液。③洗手时要稍加用力。④使用流动水洗手。⑤使用一次性纸巾或已消毒的毛巾擦手。

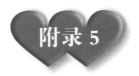

# 附录 5

# 防控疫情之居家隔离小贴士

| 项　目 | 细　目 | 内　容 |
|---|---|---|
| 何为居家隔离 | | 在家庭条件下实施的隔离，隔离者除了看医生外都在家里 |
| 哪些人需要进行居家隔离 | | 曾与确诊或疑似病例、阳性检测者进行以下接触时未采取有效防护的人员，需自觉实施居家隔离<br>（1）共同居住、学习、工作，或有其他密切接触，如同住一病室、共用一教室、共乘一车厢、共住一套房<br>（2）诊疗、护理、探视过确诊病例，或有其他近距离接触<br>（3）乘坐同一交通工具并有近距离接触，包括在交通工具上看护病人的护理人员、同行人员<br>（4）现场调查后经评估认为有其他密切接触史的 |

（续表）

| 项　目 | 细　目 | 内　容 |
|---|---|---|
| 居家隔离时间多长 | | 新型冠状病毒感染的肺炎的居家医学观察期为 14 天 |
| 隔离时间如何计算 | | 从离开疾病流行地区时开始，或自与病例发生无有效防护的接触或可疑暴露后的最后一天算起，持续 14 天 |
| 如何"隔" | 减少公用 | （1）家有多套房屋的，就单独居住。如果是一套房屋，则单独房间居住。如果条件不允许，则要与家庭成员相隔 1 米以上，分床睡。共处一房间内时，双方都戴口罩<br>（2）家庭成员不得共用毛巾，洗澡、上厕所最好使用独立卫浴。如果没有，用过之后通风、消毒 |
| | 隔离房间内备物 | （1）室内备物包括体温计、医用外科口罩或 N95 口罩、家庭消毒用品、清理痰液用的不透水纸巾、带盖垃圾桶、密封垃圾袋、水杯等日用品，以及娱乐、通讯用的手机、平板电脑和书等<br>（2）室内家具宜用木质、金属家具，容易消毒，避免布艺、皮质家具 |
| | 房间通风要良好 | （1）每天开窗通风至少 2 次，每次 30 分钟，不能自然通风时用排气扇等机械设备通风 |

（续表）

| 项　目 | 细　目 | 内　容 |
|---|---|---|
| 如何"隔" | 房间通风要良好 | （2）房间空调必须是独立的，不能用中央空调系统<br>（3）与家人住一套房时，房间通风的时间必须和其余房间通风的时间错开<br>（4）做好隔离者与家庭成员重叠活动区域的通风 |
| | 消毒要点 | （1）使用消毒剂定时消毒家庭成员经常触碰的物品表面，每天2次，每天清洁消毒浴室和厕所表面<br>（2）家庭成员进入隔离人员居住房间时要戴口罩，进入后不要触碰和调整口罩，摘下和丢弃口罩后进行双手清洁<br>（3）与隔离者有任何密切接触，或离开隔离居住空间后应清洁双手 |
| | 生活垃圾的处理 | （1）放置于套有塑料袋并加盖的专用垃圾桶内<br>（2）每天清理，清理前用消毒液喷洒至完全湿润，然后扎紧塑料袋口，外送丢弃 |
| 隔离期间如何"吃" | 饮食卫生 | （1）不要食用已患病动物及其制品，要从正规渠道购买新鲜禽肉<br>（2）分开且固定使用处理生食和熟食的切菜板和刀具，处理生食和熟食之间要洗手 |

（续表）

| 项　目 | 细　目 | 内　容 |
|---|---|---|
| 隔离期间如何"吃" | 饮食卫生 | （3）食用肉类和蛋类要煮熟、煮透<br>（4）进行分食，各吃各的，单独碗筷，单独清洗<br>（5）餐具能用开水烫的用开水烫，不能的用烫水浸泡30分钟以上 |
| | 营养均衡 | （1）多食易消化吸收、富含纤维素的食物，多食蔬菜、水果<br>（2）饮食要均衡，肉、鱼、蛋、果蔬、粗粮要有一定的占比 |
| 隔离期间如何"动" | | （1）作息时间要规律，保证睡眠不熬夜<br>（2）适度进行室内运动，每次30～40分钟，强度以感觉心跳开始加快、微汗为宜，频度为3～5次/周 |
| 隔离期间如何"护" | 健康状况的监测 | （1）每天测体温2次，上、下午各一次<br>（2）密切观察有无临床症状，如发热、咳嗽、乏力、肌肉酸痛等<br>（3）将健康状况的监测结果记录在观察单上，出现不适及时就医 |
| | 就医须知 | （1）提前选择有发热门诊的定点医院就医<br>（2）前往医院的路上，应戴医用口罩 |

（续表）

| 项　目 | 细　目 | 内　容 |
|---|---|---|
| 隔离期间如何"护" | 就医须知 | （3）尽可能避免搭乘公共交通工具，应呼叫"120"救护车或者乘坐私家车前往医院<br>（4）在路上和在医院站着或坐着时，尽可能远离他人，距离 1 米以上<br>（5）途中污染交通工具后，使用消毒液对所有被呼吸道分泌物或体液污染的表面进行清洁<br>（6）就医时如实叙述患病情况、就医过程，尤其是近期旅行和居住史、确诊或疑似病例接触史、动物接触史等 |

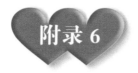

# "三调放松＋想象"心身舒缓术
## ——移空技术

移空技术由北京中医药大学刘天君教授创立。

刘天君教授是研究和实践中医气功的著名专家，不仅擅长养生气功，还精通现代心理治疗中的催眠治疗。他把二者结合起来，发展出了实用的移空技术。

"移空"的意思是，让来访者（寻求心理咨询者）将最突出的不适感想象为一种具体的东西，然后心理疏导人员为其设想一种承载物、容器，接着在放松、浅催眠的状态下一步步地想象把这个被放在容器里的"坏感觉"扔到看不见、不再侵扰自己的远处去。

2020年1月30日，刘天君教授在培训抗疫心理救援队员时，结合当前最迫切的需要，推出简化移空技术，在培训现场对一位受试者进行现场示教，取得良好效果。受试的男士近来受疫情的影响，有明显的焦虑、愤怒情绪和失眠。在跟随刘教授做治疗的过程中，他把近来的不良情绪形容为一块巨大的冰，进而想象把它放在一个浴缸里，封上盖子，慢慢用一辆拖车拖到了看不见的地方。后来，受试者感到身体轻松、心里如释重负，自然地笑了出来。

移空技术操作如下。

### 第1步，三调放松

三调指的是"调身、调息、调心"，即：把身体姿态放舒服，注意自己的呼与吸，引入安静和美好的想象或意念，把心中杂念逐渐排空。通常做3分钟左右，做得时间长点也没关系，只有好处没坏处。

### 第2步，确定靶症状

这次疫情的生活事件一致，都是新型冠状病毒肺炎惹的祸，但每个人的靶症状会有不同。例如有人恐惧为主，有人焦虑为主；有人胸闷为主，有人憋气为主，这些都可以是靶症状，选一个做。选不准的时候，例如又胸闷又恐惧，可以选一个为主的做，愿意选哪个就选哪个。

### 第3步，引导象征物

象征物是每个人的负性情绪、感觉的表征。例如将抑郁表达为胸中的冰块，或如俗话说的"胸有块垒"。此外，针对此次疫情，可以把象征物扩展为生活事件的表征。例如有人害怕来自于新型冠状病毒肺炎疫情中看到的某一个场景，可以把那个场景当作象征物。例如看到一个患者去世，感到很害怕，可以将这个场景拍一张照片，然后把照片移空。又如听到一些恐惧的话语，可以把声音录下来，然后把录音带移空。用拍照或者录音的方式构建象征物，很实用。

### 第4步，统一承载物

新型冠状病毒肺炎是公共卫生事件，公众的承载物可能都不够用。针对这种情况，可以统一使用带有与医疗相关标志的消毒柜、消毒包、消毒盒等。例如将某一场景的照片放入消毒信封中移空。

### 第5步，移空

初始移动、可见移动和超距移动都要做，但可以适当减少次数。心理疏导时，超距移动非常重要，一定要让来访者把心里的感受都去掉，这要靠超距移动。当来访者说象征物离远了看不见的时候，要确定最远点是哪儿。来访者说100米，治疗师要再说一个比100米多一些的数，比如说110米或者120米，以确定那个完全看不见的点。做超距移动时，移动距离要成倍或者成10倍地增加。例如可见移动是10米、10米或5米、5米地移动，那么超距移动时，要100米、100米，甚至1 000米、1 000米地移动，一定要移到非常远的地方，让来访者觉得心里完全没这事儿了才行。然后，让来访者在没有问题的空境感受中停顿片刻，问他多少分，以评估疗效。